本研究受中国人民大学亚洲研究中心"人口转变与中日韩老年人
家庭照护支持体系研究"（15YYB01）的支持

Elderly Care in the International Perspective:Theory and Practice

国际视野中的老年照料护理

理论与实践

孙鹃娟◎著

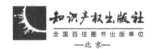

知识产权出版社

全国百佳图书出版单位

—北京—

图书在版编目（CIP）数据

国际视野中的老年照料护理：理论与实践/孙鹃娟著. —北京：知识产权出版社，2020.9
ISBN 978 - 7 - 5130 - 6003 - 5

Ⅰ．①国…　Ⅱ．①孙…　Ⅲ．①老年人—护理—研究　Ⅳ．①R473

中国版本图书馆 CIP 数据核字（2020）第 193016 号

责任编辑：荆成恭　　　　　　　　　责任校对：潘凤越
封面设计：段子可　　　　　　　　　责任印制：孙婷婷

国际视野中的老年照料护理：理论与实践

孙鹃娟　著

出版发行：**知识产权出版社** 有限责任公司　　　网　　址：http://www.ipph.cn
社　　址：北京市海淀区气象路 50 号院　　　　邮　　编：100081
责编电话：010 - 82000860 转 8341　　　　　　责编邮箱：jcggxj219@163.com
发行电话：010 - 82000860 转 8101/8102　　　发行传真：010 - 82000893/82005070/82000270
印　　刷：北京建宏印刷有限公司　　　　　　经　　销：各大网上书店、新华书店及相关专业书店
开　　本：720mm×1000mm　1/16　　　　　　印　　张：13.25
版　　次：2020 年 9 月第 1 版　　　　　　　　印　　次：2020 年 9 月第 1 次印刷
字　　数：202 千字　　　　　　　　　　　　定　　价：69.00 元
ISBN 978 - 7 -5130 - 6003 - 5

目　　录

导言与研究背景

　　包括中国在内的很多国家正面临人口转变带来的人口老龄化。人口老龄化的出现与进程是值得庆贺的人类伟大成就之一——这主要体现为越来越多的老年人得以享有更长的寿命、颐养天年，但老龄化也带来对原有社会经济结构和模式的冲击，甚至对文化价值观念也产生了日渐显著的影响。在我国，尽管关于人口老龄化及其影响的研究不断涌现且推陈出新，研究的广度与深度都较 21 世纪之前有了量和质的飞跃，但面对个人进入老年期后的现实需求、家庭赡养老人的现实压力、社会支撑庞大老年群体的挑战，依然还需要有更多的老龄问题研究来推进对层出不穷的老龄问题的认识。所幸关于老龄问题的研究和政策实践也正在许多国家蓬勃开展，在立足我国老龄化、老年人客观状况的基础上，分析其他国家和地区的有益经验甚至教训是必要且迫切的。

　　从人口学的视角来看，人口转变和人口老龄化必然产生两方面的直接结果：一是低死亡率、低生育率、低人口增长率带来的家庭规模缩小、家庭结构变化；二是在低死亡风险有助于延长高年龄段人群寿命和低生育率削减新生人口乃至未来劳动力人口的共同作用下，活到老年期甚至高龄、百岁的老人迅速增加，并提高了老年抚养比。而这两个方面的结果使老年人的照料护理问题显得尤为突出。

　　随着死亡模式转变和人口生育率降低，发达国家以及处于快速发展阶段的发展中国家的老年人家庭结构均出现了小型化和空巢化的特点。随着中国大量独生子女父母陆续进入老年期，照顾老年人的压力已成为很多中国家庭的现实难题。

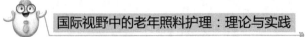

家庭是老年人获得支持特别是生活照料和精神慰藉的主要来源，有关研究均比较一致地认为家庭结构变化、人口流动对子女的养老功能带来冲击，中国更是面临家庭养老弱化而社会化养老不足的困境。生活方式的变化和现代文化的熏陶往往使年轻一代的思想意识逐渐发生变化，传统的赡养父母的责任和义务逐渐淡化，老年父母的权威逐步弱化，家庭中父母和子女的关系也已经发生了不同程度的变化。可以说，随着家庭结构的变化，对家庭程式化、单一角度的描述已不再适用于所有的家庭。因此，不但要考虑老年人自身的需求如何，还要从家庭视角结合老年人的家庭成员情况进一步研究老年人的照护问题。

在寿命逐渐延长的进程中，高龄化也带来了失能、生活不能自理老年人数量和比例的增加。2010年我国失能老年人人口已达3300万，到2030年和2050年我国的失能老年人人口将分别达到6168万和9750万❶。老年失能人口数量的增长意味着对长期照护服务的需求在上升。

长期以来，照顾失能、部分失能老年人的责任在亚洲国家主要由子女、配偶、儿媳等家庭成员承担，这些家庭成员往往面临由于照顾失能老年人带来的经济、身体、心理等多方面的巨大压力。但对这些照顾提供者的研究却常常被忽略，因而所提供的社会支持也很难真正弥补家庭照顾的不足。

如何为失能、部分失能的老年人提供能够满足其需求的、可支付的、可持续的且有效率的照护服务是人口老龄化社会的共同难题。一方面，各个国家所处的社会经济发展阶段使它们在照护资源的充裕程度上有很大差别；另一方面，各项制度、政策乃至于养老文化观念在不同的社会背景下也会造成照护服务模式的不同。仅以中国、日本和韩国为例，中国是世界上老年人口数量最多的国家，日本是世界上老龄化程度最高的国家之一，而韩国是世界上老龄化速度发展最快的国家。日本、韩国在

---

❶ 李志宏．国家应对人口老龄化战略研究总报告［J］．老龄科学研究，2015（3）：4－38.

老年人的照料护理方面有比较系统的政策和实践，对老年人的家庭照护模式有很多值得借鉴之处，特别是日本在老年人照护的模式选择、法律政策、家庭支持体系、社区服务、人力资源管理、质量控制、配套设施等有关方面已经形成比较系统完善的模式。但日本、韩国也面临着高龄化带来的巨大压力，如 2018 年韩国老年人的医疗费用支出相比于 2017 年增长了 14.7%，高于同期总人口的医疗用费支出增长率（11.9%）❶。

如何满足越来越多的老年人需求已经成为这些国家共同的焦点问题。日本经过多年探索已经建立起综合社区照顾模式，在很多地区已结合各地特点取得实践经验❷，韩国不仅大力发展社区助老服务，还进一步加大对长期照料护理保险和专业护理人员管理的改革，不断完善社会化照顾服务。

2019 年中共中央、国务院印发的《国家积极应对人口老龄化中长期规划》提出要建立完善老年照护服务体系，健全以居家为基础、社区为依托、机构充分发展、医养有机结合的多层次养老服务体系。虽然近年来我国在老年人照护服务体系方面取得了突破性进展，如大力推动了长期照料护理保险试点，大范围开展探索性的医养结合服务，在一些城市形成"9064""9073"等养老服务模式，但是，模式的完善性和高效性、资金来源的多元性和持续性、人力资源的丰富性和稳定性、多方力量介入的充分性和深入性等很多相关领域都尚需逐步提升。因此，怎样根据我国人口和家庭变化满足老年人多元化、个性化的照护服务需求，借鉴他国经验构建适合中国国情的老年人照护服务体系已是当务之急。

---

❶ Statistics Korea, 2019 statistics on the aged ［R/OL］. （2019 - 09 - 27）［2020 - 03 - 29］. http：//kostat. go. kr/portal/eng/pressReleases/11/3/index. board? bmode = read&bSeq = &aSeq = 384348&pageNo = 1&rowNum = 10&navCount = 10&currPg = &searchInfo = &sTarget = title&sTxt = .

❷ 出和晓子. 日本护理保险制度研究：创立背景、改革过程与经验借鉴 ［D］. 北京：中国人民大学，2009：5.

第一章　人口老龄化趋势与
特点的国际比较

各国的老年照护模式构建不但取决于本国的经济社会发展水平，也与其人口老龄化的发展态势密切相关，老龄化尤其是高龄化是造成失能老年人数量增大的主要原因，分析老年照护模式离不开对国家或地区人口老龄化的横向与纵向把握。

人口老龄化是人口转变的必然结果，世界上绝大多数国家概莫能外，积极应对人口老龄化已成为全球共同的战略选择。但老龄化在各个国家的发展趋势和特点又有差别，积极应对挑战的前提必须建立在客观认识本国人口老龄化现状与态势的基础上。"老年人人数多""老龄化速度快""未富先老"等特点是以往学界比较公认的中国人口老龄化特点并得到不同数据的检验与论证，但这些看法从提出至今已经过去了十多年。这十多年来，我国的社会经济发展取得了举世瞩目的巨大成就，人口老龄化程度也进一步加深，"未富先老"等特点是否还依然适合我国？只有客观认识中国人口老龄化的特点，科学看待其在国际社会中的位置，方能进一步深入探讨老龄化对我国社会经济发展带来的机遇和挑战，也才能合理借鉴其他国家针对老年群体的社会经济政策。对此本章将结合国际、国内的最新数据采用区域比较或国别比较的方式，对中日韩、金砖国家、中国—东盟国家、中国—欧盟国家、中美两国进行比较分析。

一、中国人口老龄化的现状及趋势

中国是世界上人口最多的国家，也是世界上老年人数量最多的国

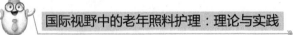

家。中国人口老龄化进程不仅对国内社会经济发展与公民福祉有重要影响，而且在世界范围内也备受关注。把握我国人口老龄化的现状、特点与未来发展趋势，是及时、科学、综合应对人口老龄化的重要部分。

（一）中国人口老龄化现状

近年来，随着社会经济不断发展，我国人口再生产类型以及人口年龄结构发生深刻变化。人口老龄化程度高、增速快等趋势不断显现。一般认为，1999 年年底，我国 60 岁以上老年人口比重达 10.3%，从此进入老龄社会❶。经过十多年的发展，我国人口老龄化进程呈现出诸多新的趋势与特点。民政部《2017 年社会服务发展统计公报》数据显示，截至 2017 年年底，全国 60 周岁及以上老年人口占总人口的比重为 17.3%，相比于 1999 年增长了 7 个百分点。纵观 10 年来（见表 1-1）我国老年人口数量及占总人口比重可以发现，2017 年年底我国 60 岁及以上老年人已达 2.4 亿，相比于 2007 年增长 8750 万人，占总人口比重由 11.6%升至 17.3%，年均增幅 0.57 个百分点；2017 年年底我国 65 岁及以上老年人 15831 万人，相比于 2007 年增长 5195 万人，占总人口比重从 8.1%升至 11.4%，年均增幅 0.33 个百分点。以 2000 年全国 65 岁及以上老年人 8811 万人，占总人口比重 6.96%为基准❷，17 年间我国 65 岁及以上老年人增长 7020 万，年均增幅为 0.26 个百分点。大体上看，老年人口总量大、占比高、增速快已成为我国人口老龄化现状的重要特征。

---

❶ 李志宏. 国家应对人口老龄化战略研究总报告 [J]. 老龄科学研究，2015 (3)：4-38.

❷ 中华人民共和国民政部. 2000 年民政事业发展统计报告 [R/OL]. (2001-04-03) [2018-05-16]. http：//www. mca. gov. cn/article/sj/tjgb/200801/2008011 50093959. shtml.

表 1 - 1　2007—2017 年全国老年人数量及占总人口比重

年龄 \ 年份	2007	2008	2009	2010	2011	2012	2013	2014	2015	2016	2017
60 岁及以上（万人）	15340	15989	16714	17765	18499	19390	20243	21242	22200	23086	24090
60 岁及以上（%）	11.6	12.0	12.5	13.3	13.7	14.3	14.9	15.5	16.1	16.7	17.3
65 岁及以上（万人）	10636	10956	11309	11883	12288	12714	13161	13755	14386	15003	15831
65 岁及以上（%）	8.1	8.3	8.5	8.9	9.1	9.4	9.7	10.1	10.5	10.8	11.4

资料来源：历年国民经济和社会发展统计公报，其中 2010 年数据以 2010 年第六次全人口普查主要数据公报为准。

（二）中国人口老龄化的发展趋势

《世界人口展望（2017 年修订版）》预测结果表明，以中生育率方案为标准，2015—2055 年，中国 60 岁及以上老年人人口不断增长，并在 2055 年接近 5 亿峰值。分阶段看，2025 年我国 60 岁及以上老年人数量将达到 3 亿，比 2015 年增长约 0.85 亿，每五年平均增长约 4250 万；2025—2035 年，我国 60 岁及以上老年人增幅将超过 1 亿，预计 2035 年将突破 4 亿大关，达到 4.09 亿；2035—2045 年，我国 60 岁及以上老年人口增速将放缓，每五年平均增长约 1700 万，到 2045 年达 4.43 亿；2045—2050 年的五年间，我国 60 岁及以上老年人口将增长 3600 万，并于 2055 年接近 5 亿峰值。

生育水平是影响人口老龄化的重要因素。在高中低三种生育率预测方案下，我国人口老龄化趋势将呈现出以下特点：基于高生育率方案，2015—2055 年我国 60 岁及以上老年人比重将上升 16.8 个百分点，年均增幅 0.42 个百分点。预计我国 60 岁及以上老年人比重将在 2045 年后突破 30%，并于 2055 年达到 32.2%。基于中生育率方案，2015—2055

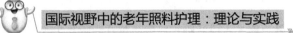

年我国 60 岁及以上老年人比重将上升 21 个百分点，年均增幅 0.525 个百分点。具体来看，2015—2025 年，我国 60 岁及以上老年人占总人口的比重将增长 5.4 个百分点，2025—2035 年将增长 7.7 个百分点。预计我国 60 岁及以上老年人占比将在 2040 年左右突破 30%。此后，我国 60 岁及以上老年人将进入相对缓慢的增长期，并于 2055 年达到 36.4%。基于低生育率方案，2015—2055 年我国 60 岁及以上老年人比重将上升 26 个百分点，年均增幅 0.65 个百分点。预计 60 岁及以上老年人比重将在 2035 年达到 30%，比高方案提前 10 年，比中方案提前 5 年。以低生育率方案为标准，我国 60 岁及以上老年人占总人口比重将在 2055 年超过 40%，达到 41.4%。

综上所述，各方案下我国人口老龄化进程虽存在差别，但我国 60 岁及以上人口占总人口比重都将在未来 40 年内超过 30%。这意味着更为迫切的养老服务需求和更加严峻的社会养老压力。人口老龄化是社会经济发展的必然趋势，但鉴于我国老年群体绝对规模居世界首位且增速快、高龄化趋势明显等特点，加上当前相对较低的生育水平，将使人口老龄化问题越发严重。为此，立足本国实际，在国际视野下把握中国人口发展与变动的趋势和特点，借鉴国外有益经验，也成为我国积极应对人口老龄化的关键环节。

二、中日韩三国比较

中日韩三国同属东亚国家，在"儒家文化"影响下有着相似的生育和孝养传统。近半个多世纪的人口变迁与社会经济发展表明，中日韩三国在人口老龄化上有很强的相似性和可比性。近年来，中日韩三国因其人口老龄化进程、老年人口规模、高龄化趋势，以及老龄化应对策略等方面已引发社会持续关注。

（一）中日韩人口老龄化进程

联合国《世界人口展望（2017 年修订版）》数据表明，截至 2015 年年底，中国 60 岁及以上人口占总人口比重为 15.4%，比日本低 17.4 个百分点，比韩国低 3 个百分点；中国 65 岁及以上人口占总人口比重为 9.7%，比日本低 16.3 个百分点，比韩国低 3.3 个百分点；中国 80 岁及以上高龄老年人口占总人口比重为 1.7%，比日本低 5.9 个百分点，比韩国低 0.9 个百分点。中国各阶段老年人口占总人口比重均低于日韩两国，但由于中国老年人口规模居世界首位，未来巨大的社会抚养压力可能更甚于日韩两国。

从人口老龄化进程上看，受人口出生率降低、平均寿命延长等因素影响，亚洲许多国家只用 20 多年的时间便走完 65 岁以上老年人占总人口的比重由 7% 上升到 14% 这一历程。❶ 相关数据显示，1970 年日本 65 岁及以上老年人占比为 6.9%、1994 年超过 14%。❷ 日本 65 岁及以上人口占总人口比重由 7% 到 14% 用时约 24 年；2000 年韩国 65 岁及以上老年人占比为 7.2%，预计 2022 年这一比例将超过 14%。韩国 65 岁及以上老年人占比倍增时间约 22 年；2000 年中国 65 岁及以上老年人占比为 6.96%，预计 2025 年将超过 14%。由此，日本进入老龄社会的时间比中国和韩国约早 30 年，但三国 65 岁及以上老年人占比从 7% 到 14% 所用时间大体上是接近的。

相似的人口老龄化历程下，中日韩三国却有着各自的特点。表 1-2 所示为 2000—2015 年中日韩三国老年人占总人口变化趋势。15 年间日本 60 岁及以上老年人占总人口比重增幅最大，达 9.8 个百分点，其次是韩国增幅为 7.4 个百分点，最后是中国增幅为 5.2 个百分点；中日韩三国 65 岁及以上和 80 岁及以上老年人占总人口比重变化也表现出相同趋势——增幅最大的是日本，其次是韩国，最后是中国。具体而言，日本 65 岁及以上老年人占总人口比重增幅为 9 个百分点，韩国为 5.8 个百分点，中国为 2.8 个百分点；日本 80 岁及以上高龄老年

---

❶ 穆光宗. 中日韩三国人口老龄化比较［J］. 中国延安干部学院学报，2012（5）：108-114.

❷ 联合国. 世界人口展望（2017 年修订版）［R］. 2017.

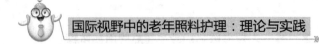

人占总人口比重增幅为 3.9 个百分点，韩国为 1.5 个百分点，中国为 0.7 个百分点。增长幅度表明了三国老龄化递增速度，组间比较则直观展现了三国老龄化程度差异。2000—2015 年，中日和中韩在各年龄段老年人占总人口比重差异均呈现上升趋势，其中最为明显的是中日 65 岁及以上人口占总人口比重上的差异，2000 年中日 65 岁及以上人口占总人口比重相差 10.1 个百分点，2015 年这一差异扩大到 16.3 个百分点。这主要是由于日本 65 岁及以上老年人占比增幅（9%）远高于中国（2.8%）。

表 1 - 2   2000—2015 年中日韩三国老年人占总人口比重　　　（%）

国家 \ 年龄 \ 年份	2000			2005		
	60 岁 +	65 岁 +	80 岁 +	60 岁 +	65 岁 +	80 岁 +
中国	10.2	6.9	1.0	11.0	7.7	1.2
日本	23.0	17.0	3.7	26.3	19.7	4.8
韩国	11.0	7.2	1.1	12.8	8.9	1.4

国家 \ 年龄 \ 年份	2010			2015		
	60 岁 +	65 岁 +	80 岁 +	60 岁 +	65 岁 +	80 岁 +
中国	12.6	8.4	1.4	15.4	9.7	1.7
日本	30.3	22.5	6.2	32.8	26.0	7.6
韩国	15.3	10.7	1.9	18.4	13.0	2.6

资料来源：联合国. 世界人口展望（2017 年修订版）［R］. 2017.

综上所述，从进入人口老龄化国家的时间上看，中韩两国进入老龄化国家的时间大体接近，但明显晚于日本；从人口老龄化倍增时间上看，中韩两国人口老龄化倍增时间略低于日本；从各阶段老年人占总人口比重上看，2000—2015 年中国各阶段老年人占总人口比重都低于日本和韩国。

（二）中日韩人口年龄结构变化趋势

从人口年龄结构上看❶，见图1-1。1950—2050年，我国0~14岁人口占总人口比重总体呈下降趋势。2005年我国0~14岁人口占总人口比重开始低于20%。以"中生育率"方案为标准，预计2010—2050年，我国0~14岁人口占总人口比重将维持在15%左右，略有波动。1950—2050年，我国15~64岁人口占总人口比重波动明显。从20世纪50年代开始，我国15~64岁人口占总人口比重呈现出"先降后升"的趋势。2010年前后我国15~64岁人口占总人口比重增至73%，随后开始下降，预计2050年中国15~64岁人口占总人口比重将略低于60%。这意味着我国劳动力年龄结构开始逐步老化，老年群体将随之增加。从20世纪50年代起，我国65岁及以上人口持续增长，2014年这一比例超过10%，预计2035年前后将超过20%，到2050年达到26.3%。值得注意的是，2030年前后，我国65岁及以上人口占总人口比重将超过0~14岁人口占总人口比重，随后两者间差距将逐步拉大。数据显示，

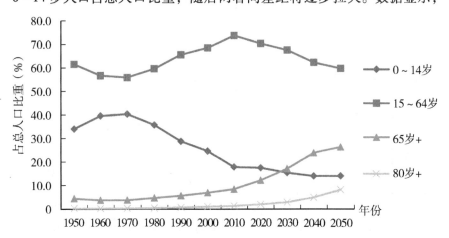

图1-1　1950—2050年中国人口年龄结构变化

资料来源：联合国. 世界人口展望（2017年修订版）[R]. 2017.

---

❶　以联合国《世界人口展望（2017年修订版）》中生育率方案为基准，下同。

我国 80 岁及以上老年人口占总人口比重在 2000 年超过 1%，此后呈现出缓慢上升趋势，但在 2050 年前仍低于 10%的水平。

图 1-2 表明，1950—2050 年，日本年龄结构呈现出明显的高龄化和少子化趋势。具体来看，从 20 世纪 50 年代开始，日本 65 岁及以上人口占总人口比重持续攀升。1970 年日本 65 岁及以上人口占总人口的比重为 6.9%，1994 年超过 14%，2005 年接近 20%。预计到 2050 年这一比例将高达 36.4%。2000 年前后，日本 65 岁及以上人口占总人口比重超过 0~14 岁人口占比，比中国提前了 25 年；日本 80 岁及以上高龄老年人占总人口比重在 1975 年超过 1%，预计 2025 年将超过 10%。2030 年日本 80 岁及以上高龄老年人占总人口比重将超过 0~14 岁人口占比。届时，日本 65 岁及以上和 80 岁及以上人口占比都将超过 0~14 岁人口占比；日本 15~64 岁人口占总人口比重从 1990 年（69.7%）开始呈下降趋势，预计在 2050 年降至 51.1%，降幅为 18.6 个百分点。相比于中国，日本 15~64 岁人口下降出现的时间更早，降幅更大。劳动年龄人口占总人口比重不断降低，可能使日本劳动力短缺问题更为凸显。

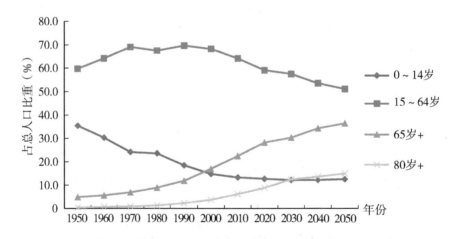

图 1-2　1950—2050 年日本的人口年龄结构变化

资料来源：联合国 . 世界人口展望（2017 年修订版）［R］. 2017.

日本少子化趋势主要表现在，日本 0～14 岁人口占总人口比重在 1990 年前后开始低于 20%，比中国提前 15 年。此后，日本 0～14 岁人口占总人口比重呈现缓慢下降趋势并维持在较低水平。预计 2020—2050 年，日本 0～14 岁人口占总人口比重将维持在 12% 左右。

韩国人口年龄结构变化与中国类似，见图 1-3。韩国 0～14 岁人口占总人口比重在 1965 年（43.4%）后开始呈现下降趋势，2000 年前后降至 20%，预计到 2050 年降至 11.5%。韩国高龄化趋势强于中国。数据显示，韩国 65 岁及以上人口占总人口比重将在 2020 年前后超过 0～14 岁人口占比，比中国提前了 10 年。韩国 80 岁及以上人口占总人口比重将于 2040 年前后超过 10%，并于 2045 年前后超过 0～14 岁人口占比。

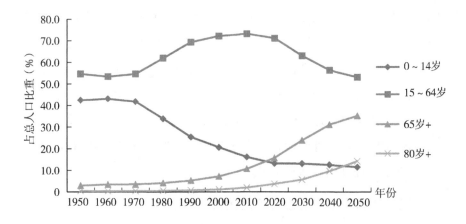

图 1-3　1950—2050 年韩国的人口年龄结构变化

资料来源：联合国. 世界人口展望（2017 年修订版）〔R〕. 2017.

比较中日韩三国人口年龄结构变化趋势可以发现，中日韩 0～14 岁人口占总人口比重总体呈下降趋势。从 1975 年开始，中国 0～14 岁人口占总人口比重始终高于日韩两国。日韩两国 0～14 岁人口占总人口比重的差距逐年缩小，预计 2045 年日本 0～14 岁人口占总人口比重将超过韩国；中日韩 15～64 岁人口占总人口比重也呈下降趋势。2010—2050 年，韩国 15～64 岁人口占总人口比重下降幅度为 20 个百分点，居

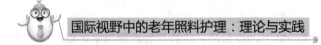

于三国首位，其次是中国 14.1 个百分点，最后是日本 13 个百分点。但中国 15～64 岁人口占总人口比重仍维持在 60% 左右，而日韩两国则在 50% 左右。1995 年韩国 15～64 岁人口占总人口比重开始高于日本，2000 年中国 15～64 岁人口占总人口比重开始高于日本。中韩两国 15～64 岁人口占总人口比重交替领先。由此表明：一方面中国少儿抚养比高于日韩两国，中国将面临更重的少儿抚育压力；另一方面中国 15～64 岁人口占比高于日韩两国，表明中国未来劳动年龄人口相对更加充裕，日韩劳动力年龄结构老化问题将比中国更为突出。

2015—2065 年，中日韩三国 65 岁及以上老年人占总人口比重将不断提高。大体上看，日本 65 岁及以上老年人占总人口比重将高于韩国，中国各时期 65 岁及以上老年人占总人口比重都低于日韩两国。2015 年日本 65 岁及以上老年人占总人口的比例（26.0%）明显高于韩国（13.0%）和中国（9.7%）。随后，日本 65 岁及以上老年人占总人口比重增速放缓，中韩两国则持续上升。预计在 2060 年前后，韩国 65 岁及以上老年人占总人口的比重将超过日本。届时，中国 65 岁及以上老年人占总人口比重将超过 30%。中国 80 岁及以上高龄老年人占总人口比重未超过 10%，而日韩两国将分别于 2025 年和 2040 年前后超过 10%，故日韩高龄化程度明显高于中国。

（三）中日韩三国社会抚养比比较

如表 1-3 所示：2015 年，日本老年抚养比最高，达到 42.7%，其次是韩国（17.7%），最后是中国（13.3%）。中国老年抚养比分别比日本和韩国低 29.4 个和 4.4 个百分点。2015—2055 年，中日韩三国老年抚养比将持续上升。到 2055 年，韩国老年抚养比增幅最大，达 50.9 个百分点，其次是中国，增幅为 38.6 个百分点，最后是日本，增幅为 29.6 个百分点。届时，日本老年抚养比位列三国之首，高达 72.3%。韩国老年抚养比上升趋势明显，到 2055 年仅比日本低 3.7 个百分点。中国则分别比日本和韩国低 20.4 个和 16.7 个百分点。据此，未来庞大的老年抚养重担将给三国经济社会发展带来诸多变数。

表 1 - 3　2015—2055 年中日韩老年及少儿抚养比比较　　　（％）

抚养比 ＼ 年份	2015	2020	2025	2030	2035	2040	2045	2050	2055
中国老年抚养比	13.3	17.3	20.5	25.3	32.2	38.3	40.9	44.0	51.9
日本老年抚养比	42.7	47.8	50.2	52.7	56.6	64.0	68.4	71.2	72.3
韩国老年抚养比	17.7	22.1	29.6	37.9	46.8	55.3	61.0	66.3	68.6
中国少儿抚养比	24.3	24.8	24.1	22.8	22.2	22.4	22.7	23.4	24.7
日本少儿抚养比	21.3	21.6	21.3	21.2	21.6	22.9	23.9	24.6	24.9
韩国少儿抚养比	19.0	18.6	19.4	20.8	21.9	22.2	21.8	21.7	22.4
中国总抚养比	37.7	42.1	44.5	48.0	54.5	60.7	63.6	67.4	76.5
日本总抚养比	64.0	69.3	71.5	73.9	78.3	86.9	92.2	95.8	97.3
韩国总抚养比	36.7	40.6	49.0	58.7	68.7	77.5	82.7	88.0	90.9

资料来源：联合国. 世界人口展望（2017 年修订版）［R］. 2017.

注：老年抚养比 = 65 岁 + 人口/15 ~ 64 岁人口 ×100%；少儿抚养比 = 0 ~ 14 岁人口/15 ~ 64 岁人口 ×100%；总抚养比 = （0 ~ 14 岁人口 + "65 岁 +" 人口）/15 ~ 64 岁人口 ×100%。

2015 年中国在中日韩三国中少儿抚养比最高，达 24.3%，分别比日本和韩国高 3.0 个和 5.3 个百分点。中生育率方案下，中日韩三国少儿抚养比将有较为明显的波动。可以将中国少儿抚养比变动趋势大致分为三个阶段，2015—2025 年，中国少儿抚养比维持在 24% ~ 25%，2030—2045 年这一比例回落至 22% ~ 23%，随后上升到 2055 年的24.7%。日本在 2015—2035 年少儿抚养比维持在 21% ~ 22%，2040—2055 年日本少儿抚养比呈上升趋势，2055 年达到 24.9%。韩国少儿抚养比在 2055 年将达 22.4%，分别比中国和日本低 2.3 个和 2.5 个百分点。

在中日韩三国老年抚养比持续攀升，而少儿抚养比增幅相对稳定的背景下，中日韩三国总抚养比增速明显。预计 2055 年韩国总抚养比增

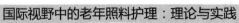

幅将达 54.2 个百分点，其次是中国，38.8 个百分点，最后是日本，33.3 个百分点。届时，中日韩三国总抚养比最高的是日本（97.3%），其次是韩国（90.9%），最后是中国（76.3%）。超高的总抚养比将使日韩两国劳动年龄人口背负更为严重的抚养重担，中国也概莫能外。这不仅对三国劳动生产率是巨大的考验，更会对国家的社会保障体系的持续性和稳定性产生极大冲击。

三、金砖国家比较

相关数据显示，截至 2015 年年底金砖国家总人口占世界总人口的比重已达到 42.14%。❶金砖国家中不仅有总人口居世界前两位的中国和印度，也有 60 岁及以上人口占比超过 20% 的俄罗斯，还有非洲和南美洲极具代表性的新兴国家南非和巴西。有研究指出，比较研究金砖国家的人口老龄化问题，不仅有助于科学认识人口老龄化的普遍规律在金砖国家中的具体表现，而且有益于探讨新兴经济体经济持续增长中的人口发展问题。❷

（一）金砖国家人口老龄化进程

《金砖国家联合统计手册 2017》数据表明，截至 2015 年年底，巴西 60 岁及以上人口 2394 万人，占总人口的 11.71%；俄罗斯 60 岁及以上人口 2940 万人，占总人口的 20.08%；印度 60 岁及以上人口 10659 万人，占总人口的 8.5%；中国 60 岁及以上人口 22200 万人，占总人口的 16.1%；南非 60 岁及以上人口 440 万人，占总人口 8%。就 60 岁及以上老年人规模而言，中国、印度和俄罗斯位列前三；就人口老龄化程度而言，2015 年中国 60 岁及以上人口占总人口比重比俄罗斯低 4.7 个百分点，分别比巴西、印度、南非高 4.39 个、7.6 个、8.1 个百分点。由此，

---

❶ 根据联合国的《世界人口展望（2017 年修订版）》计算。
❷ 史薇. 金砖国家人口老龄化的比较研究 [J]. 老龄科学研究，2013（6）：72 - 79.

中国人口老龄化程度位居金砖国家第二。金砖国家中巴西、俄罗斯和中国已步入人口老龄化国家，印度和南非尚未进入人口老龄化国家行列。

从各国进入老龄化国家时间来看，2010 年巴西 60 岁及以上人口占总人口比重超过 10%，1965 年俄罗斯 60 岁及以上人口占总人口比重为 10.4%，2000 年中国 60 岁及以上人口占总人口比重为 10.2%。中国步入老龄化社会的时间比俄罗斯晚 35 年，但比巴西早 10 年。

人口老龄化速度是指某一时期人口老龄化程度的进展或老龄化程度由某一程度提高到另一程度所需要的时间（邬沧萍，1999）。以联合国《世界人口展望（2017 年修订版）》中生育率方案为基础，可大致得出金砖国家 60 岁及以上人口占总人口比重从 10% 增长至 20% 的时间。具体而言，2010 年巴西 60 岁及以上人口占总人口比重为 10%，预计 2035 年这一比例将提升至 21.2%，老龄化倍增时间约为 25 年；1965 年俄罗斯 60 岁及以上人口占总人口比重为 10.4%，2015 年这一比例提高到 20.1%，老龄化倍增时间为 50 年；2020 年印度 60 岁及以上人口占总人口比重将超过 10%，预计 2055 年为 21%，老龄化倍增时间约为 35 年；2000 年中国 60 岁及以上人口占总人口比重为 10.3%，预计 2025 年这一比例提升至 20.8%，老龄化倍增时间仅用时 25 年；预计 2030 年南非 60 岁及以上人口占总人口比重超过 10%，2065 年这一比例超过 20%，老龄化倍增时间为 35 年。故金砖国家 60 岁及以上人口占总人口比重从 10% 到 20% 用时最短的是巴西，其次是中国、印度、南非，用时最长的是俄罗斯。可见，金砖国家中中国并非是人口老龄化增速最快的国家。

（二）金砖国家人口年龄结构变化趋势

如图 1 - 4 所示，2015 年金砖国家中南非、印度、巴西 0～14 岁人口占总人口比重已超过 20%，其中南非、印度 0～14 岁人口占总人口比重接近 30%，而中国、俄罗斯则低于 20%。中国 0～14 人口占总人口比重分别比南非、印度和巴西低 11.66 个、10.97 个、4.82 个百分点，仅比俄罗斯高 0.85 个百分点；中国 15～64 岁人口在金砖国家中占比最

高，达 72.6%，分别比巴西、俄罗斯、印度和南非高出 3.11 个、2.96
个、6.93 个和 7.06 个百分点；65 岁及以上人口占总人口比重中，仅有
俄罗斯占比超过 10%，达到 13.5%，其次是中国（9.7%）、巴西（8%）、
印度（5.6%）和南非（5.1%）。

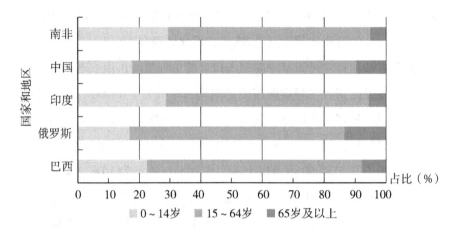

图 1 - 4　2015 年金砖国家人口年龄结构示意

资料来源：联合国．世界人口展望（2017 年修订版）［R］. 2017.

以《世界人口展望（2017 年修订版）》中生育率方案为标准，
2015—2055 年金砖国家 0～14 岁人口占总人口比重变化趋势如图 1 - 5
所示。除俄罗斯以外，其他国家 0～14 岁人口占总人口比重均呈下降趋
势。预计印度 0～14 岁人口占总人口比重降幅最大，超过 10 个百分点，
其次是南非和巴西，中国降幅最小。到 2055 年，仅有南非 0～14 岁人
口占总人口比重超过 20%，俄罗斯和印度 0～14 岁人口占总人口比重居
于 15%～20%，巴西和中国则降至 15% 以下，约占 14%。

图 1 - 6 所示数据表明，2015—2055 年，金砖国家中印度和南非
15～64 岁人口占总人口比重将略有增长，并保持在 65%～70% 的高位。
巴西、俄罗斯和中国 15～64 岁人口占总人口比重将持续下滑。其中，
中国降幅最大，达 16 个百分点，年均降幅 0.4 个百分点。其次是俄罗
斯将下降 11.6 个百分点，年均降幅 0.29 个百分点。最后是巴西，下降

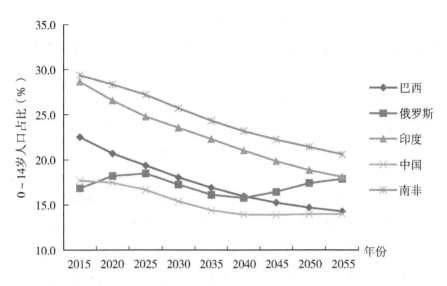

图 1-5　2015—2055 年金砖国家 0～14 岁人口占总人口比重变化趋势

资料来源：联合国. 世界人口展望（2017 年修订版）［R］. 2017.

幅度为 9 个百分点，年均降幅 0.225 个百分点。届时，印度和南非 15～64 岁人口将维持在较高水平，而巴西 15～64 岁人口占比也将超过 60%，俄罗斯和中国则低于 60%。

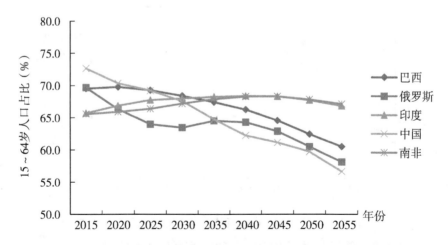

图 1-6　2015—2055 年金砖国家 15～64 岁人口占总人口比重变化趋势

资料来源：联合国. 世界人口展望（2017 年修订版）［R］. 2017.

年长劳动力占劳动年龄人口比重变化趋势（见图1-7）表明金砖国家劳动力年龄结构存在逐步老化的可能。2015年金砖国家中年长劳动力占比最高的是俄罗斯（39.77%），其次是中国（38.04%），巴西处于金砖国家的中间水平（30.15%），印度（26.65%）和南非（24.56%）占比较低。预计2015—2055年，除俄罗斯以外，金砖国家年长劳动力占比均呈上升趋势。其中，巴西增幅高达13.73%，其次是印度（12.75%）和南非（10.66%）。这一时期内，中国年长劳动力占比将经历明显波动，预计到2055年将增长4.98个百分点。到2055年，金砖国家中年长劳动力占比最高的国家将是巴西（43.88%），中国紧随其后（43.02%），印度（39.4%），俄罗斯降至第四位（36.68%），最后是南非（35.22%）。结合前文所述，随着劳动年龄人口结构老化、年长劳动力占比增多，加之低生育水平下0～14岁人口占比减小，未来我国将面临劳动力年龄结构老化和劳动力资源短缺的双重难题。从这一点上看，中国在金砖国家内部将处于劣势地位。

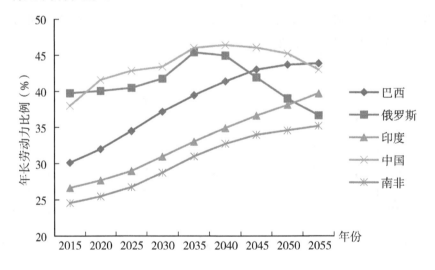

图1-7 2015—2055年金砖国家年长劳动力比例变化趋势

资料来源：联合国.世界人口展望（2017年修订版）［R］. 2017.

注：年长劳动力比例=45～64岁人口/15～64岁人口×100%。

2015—2055 年，金砖国家人口老龄化程度将不断提升，见图 1-8。中国 65 岁及以上人口占总人口的比例提升幅度最大，达 19.7 个百分点。其次是巴西，增幅为 17.28 个百分点。南非增幅最小，仅有 7.21 个百分点。预计 2035 年前后，中国 65 岁及以上人口占总人口比重将超过俄罗斯。2055 年中国将成为金砖国家中 65 岁及以上人口占比最高的国家（29.4%），其次是巴西和俄罗斯。印度和南非则维持在 10% ~ 15% 的相对较低水平。2055 年中国 65 岁及以上人口比重分别比巴西、俄罗斯高出 4.14 个、5.39 个百分点，是印度和南非的 2 倍左右。2050 年前后，巴西 65 岁及以上人口占总人口比重将超过俄罗斯。南非在各时期 65 岁及以上人口占总人口比重都小于其他金砖国家。

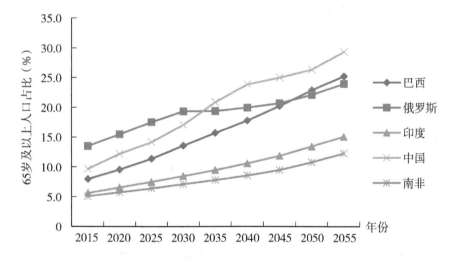

图 1-8　2015—2055 年金砖国家 65 岁及以上人口占总人口比重变化趋势
资料来源：联合国. 世界人口展望（2017 年修订版）[R]. 2017.

（三）金砖国家老年抚养比比较

如图 1-9 所示，截至 2015 年年底，金砖国家中俄罗斯老年抚养比最高，为 19.4%，中国老年抚养比仅比俄罗斯低 3.9 个百分点。同期，巴西老年抚养比超过 10%，仅比中国低 1.9 个百分点。印度和南非在金砖国家中老年抚养比最低，分别为 8.6% 和 7.7%。预计 2015—2055 年，金砖国家老年抚养比将呈上升趋势。其中，中国老年抚养比增幅最大，2055年中国老年抚养比将达51.9%，相比2015年增长38.5个百分点。预计2035年前后，中国老年抚养比将超过俄罗斯，居金砖国家首位；2030年后，俄罗斯老年抚养比增长速度放缓。2040—2055年，俄罗斯老年抚养比将继续攀升，并于2055年达到41.3%；巴西是金砖国家中老年抚养比增幅仅次于中国的国家。未来40年，巴西老年抚养比增幅将超过30个百分点，年均增幅0.76个百分点。预计2055年巴西老年抚养比将达到41.7%，居金砖国家第二位。印度和南非两国老年抚养比增幅最小，预计2055年印度老年抚养达到22.5%，远低于中国、巴西、俄罗斯水平。2055年南非老年抚养比将达到18.3%，在各阶段老年抚养比都低于其他金砖国家。

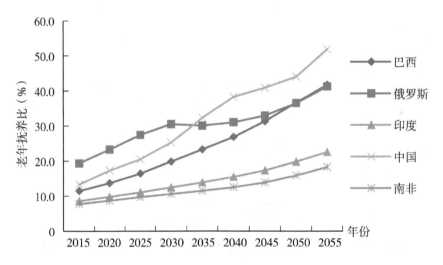

图1-9　2015—2055年金砖国家老年抚养比变化趋势

资料来源：联合国．世界人口展望（2017年修订版）[R]．2017.

（四）金砖国家人口自然增长率与经济发展水平

图1-10为2007—2016年金砖国家人口自然增长率变化趋势。如图1-10所示，金砖国家中印度一直保持较高的人口自然增长率，近年来维持在14‰的水平；其次是南非人口自然增长率在13‰左右；巴西人

口自然增长率下滑趋势明显，从 2007 年的 11.1‰降至 2016 年的 7.8‰；中国人口自然增长率一直保持在 5‰左右。2015 年以来受到较为宽松的生育政策影响，我国人口自然增长率呈现上升趋势。俄罗斯人口自然增长率长期维持在极低水平，2007—2012 年为负增长，2012—2015 年年均人口自然增长率也未超过 0.3‰，2016 年滑落至负增长。俄罗斯人口自然增长率长期维持着极低水平甚至是负增长，将使俄罗斯在人口安全与国际竞争方面处于劣势。

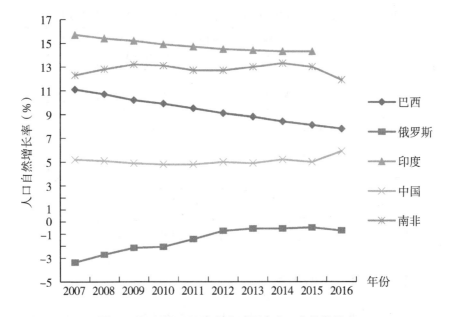

图 1－10　2007—2016 年金砖国家人口自然增长率

资料来源：国家统计局. 金砖国家联合统计手册 2017［R］. 2017.

注：印度 2016 年数据缺失。

一般而言，经济发展水平与人口老龄化过程是同步的。从金砖 5 国人口老龄化程度与经济发展水平数据（见表 1－4）可知，2015 年俄罗斯 60 岁及以上人口占总人口比重是金砖国家中最高的，其预期寿命超过 70 岁，位列金砖国家第三，人均 GDP 超过 9000 美元，是金砖国家中最高的，第三产业比重超过 60%。相比较而言，中国 60 岁及以上人口规模是金砖国家中最大的，60 岁及以上人口占总人口比重仅次于俄罗斯，我国人口预期寿命 76.34 岁，居金砖国家首位，并且我国人均GDP 也超过 8000 美元，属于金砖国家中的第一梯队。但是，我国第三产业比重在金砖国家中是最低的。相比于巴西，我国 60 岁及以上人口比重比巴西高出 4.4 个百分点，预期寿命仅比巴西高 0.94 岁，但巴西人均 GDP 和第三产业比重都高于我国；相比于尚未进入老龄化国家的印度和南非，我国预期寿命和人均 GDP 远高于印度和南非。

表 1 - 4　2015 年金砖国家人口老龄化程度及主要社会经济指标比较

指标 国家	60 + 数量 （万人）	60 + 占比 （%）	预期寿命 （岁）	人均 GDP （现价美元）	第三产业比重 （%）
巴西	2394	11.7	75.4	8750.22	72.7
俄罗斯	2940	20.1	71.4	9329.29	62.7
印度	10659	8.5	67.58	1606.04	53.0
中国	22200	16.1	76.34	8069.21	50.2
南非	440	8.0	62.5	5746.68	68.5

资料来源：国家统计局. 金砖国家联合统计手册 2017［R］. 2017.

注：印度预期寿命数据为《世界人口展望（2017 年修订版）》中 2010—2015 年数据，人均 GDP（现价美元）来源于世界银行公开数据。

四、中国—东盟国家比较

中国和东盟国家是山水相连、人文相亲的好邻居、好朋友、好伙伴。截至 2016 年年底，东盟国家总人口 6386 万人，占世界总人口的 8.6%。❶ 东盟国家中，新加坡和泰国人口老龄化指数（Ageing Index）已高于中国，新加坡应对人口老龄化相对成熟的经验值得我国学习与借鉴。同时，虽然多数东盟国家尚未进入老龄化社会，但是对其人口年龄结构与经济发展趋势进行比较分析，仍有助于加深我们对未来可能面临的老龄化问题的理解。

---

❶　中国—东盟中心. 2016 中国—东盟数据手册［R］. 2017.

（一）东盟国家人口老龄化进程与人口年龄结构变化趋势

对中国和东盟国家 60 岁及以上人口占总人口比重进行比较（见图 1–11）可以发现，新加坡 60 岁及以上人口占总人口比重已高于中国，泰国 60 岁及以上人口占比仅比中国少 0.5 个百分点。越南 60 岁及以上人口占总人口比重也超过 10%。由此，2015 年东盟国家中已有新加坡、泰国和越南三国步入老龄化国家。马来西亚、缅甸和印度尼西亚 60 岁及以上人口占总人口比重已超过 8%，其他国家处于 6% ~ 8% 的水平。

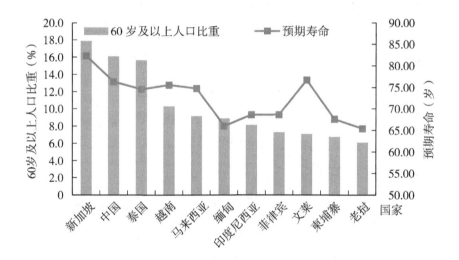

图 1–11 2015 年中国—东盟国家 60 岁及以上人口比重与预期寿命

资料来源：联合国. 世界人口展望（2017 年修订版）［R］. 2017.

东盟国家中新加坡预期寿命最高，达 82.34 岁，比中国高 6 岁。其次是文莱 76.71 岁，比中国高 0.37 岁。相比于东盟其他国家，中国预期寿命略高于越南、马来西亚、泰国，明显高于缅甸、印度尼西亚、菲律宾、柬埔寨和老挝。

为进一步对中国—东盟国家人口老龄化程度进行比较，笔者选取了 2015 年东盟国家中 60 岁及以上人口占比超过 8% 的国家（新加坡、泰国、越南、马来西亚、缅甸和印度尼西亚）进行比较分析。如图 1–12

所示，2015—2055 年，中国和各国 60 岁及以上人口占比都呈上升趋势。其中，新加坡在各阶段人口老龄化程度始终高于中国和其他东盟国家。2020—2045 年，泰国 60 岁及以上人口占总人口比重将高于中国，居东盟国家第二位，2050—2055 年中泰两国 60 岁及以上人口占总人口比重将趋于一致。预计 2035 年越南 60 岁及以上人口将超过 20%，人口老龄化倍增时间约为 20 年，2055 年这一比例将突破 30%。2015—2040 年，马来西亚、缅甸和印度尼西亚人口老龄化进程较为接近。2040 年后马来西亚人口老龄化程度迅速攀升，预计 2055 年 60 岁及以上人口占比将达到 26.1%。缅甸和印度尼西亚人口老龄化进程基本同步，预计 2055 年缅甸和印度尼西亚 60 岁及以上人口占总人口比重将接近 20%。

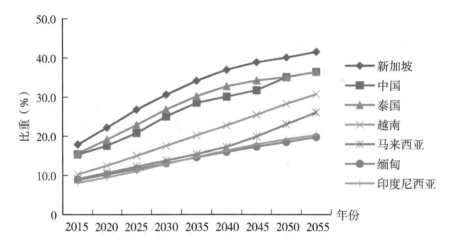

图 1 - 12　中国—东盟主要国家 60 岁及以上人口占总人口比重的变化趋势

资料来源：联合国. 世界人口展望（2017 年修订版）[R]. 2017.

　　近年来，东盟国家因其劳动力充足且相对低廉，承接了众多发达国家的产业转移。从中国与东盟过国家 15～64 岁人口占总人口比重变化趋势可以发现，2015—2055 年，新加坡、中国、文莱、泰国、越南、马来西亚和印度尼西亚 15～64 岁人口占比呈下降趋势，见表 1 - 5。其中，新加坡降幅最大，达 18.14 个百分点。中国降幅也达 16 个百分点。缅甸、柬埔寨、菲律宾和老挝 15～64 岁人口占比不降反升。其中增幅最大的是老挝，达 5.92 个百分点。预计到 2055 年，中国—东盟国家 15~64 岁人口占比可分为以下几个梯队：第一梯队为老挝、缅甸、菲律宾、印度尼西亚、柬埔寨，其 15~64 岁人口占比在 65%~70%；第二梯队为马来西亚和文莱，其 15~64 岁人口占比在 60%~65%；第三梯队则为越南、泰国、中国和新加坡，其 15~64 岁人口占比低于 60%。预计到 2055 年，中国 15~64 岁人口占比仅高于新加坡，低于大部分东盟国家。由此表明，东盟国家充足的劳动力将在承接发达国家产业转移过程中扮演重要角色，而中国不断老化的劳动力年龄结构将在未来的国际竞争中增加诸多不确定性。

表 1-5　2015—2055 年中国—东盟国家 15~64 岁人口占总人口比重变化趋势

（%）

年份 国家	2015	2020	2025	2030	2035	2040	2045	2050	2055
新加坡	72.81	70.68	67.43	64.05	61.24	58.59	56.68	55.43	54.67
中国	72.64	70.35	69.20	67.56	64.74	62.23	61.13	59.72	56.64
文莱	72.24	72.36	71.23	70.22	68.73	66.89	64.78	62.42	60.36
泰国	71.44	70.77	69.02	66.62	63.58	60.81	58.88	58.02	57.65
越南	70.16	69.01	67.74	66.98	66.33	65.41	63.82	61.57	59.17
马来西亚	69.17	69.40	68.75	68.29	68.37	68.57	68.35	66.76	64.22
印度尼西亚	67.05	67.85	68.07	68.30	68.04	67.51	66.94	66.34	65.98
缅甸	66.80	68.33	68.89	68.73	68.41	68.16	68.02	67.88	67.64
柬埔寨	64.28	64.21	65.14	66.03	66.93	67.40	68.53	66.04	65.74
菲律宾	63.20	63.83	64.27	64.74	65.17	65.68	66.02	66.31	66.34
老挝	62.40	63.98	65.74	67.25	68.51	69.28	69.57	69.24	68.32

资料来源：联合国．世界人口展望（2017 年修订版）［R］．2017.

（二）东盟国家社会抚养比与经济发展水平

从社会抚养比上看，如图 1-13 所示。2015 年东盟国家中仅有新加坡和泰国老年抚养比高于中国，而其他东盟国家老年抚养比均未超过

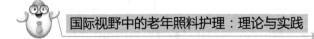

10%。具体而言，新加坡老年抚养比为 16%，比中国高 1.7 个百分点，泰国老年抚养比比中国高出 0.5 个百分点。中国老年抚养比则明显高于其他东盟国家。中国少儿抚养比仅高于新加坡，并明显低于其他东盟国家。老挝和菲律宾少儿抚养比超过 50%，柬埔寨少儿抚养比也接近50%，缅甸、印度尼西亚、马来西亚、越南和文莱少儿抚养比均已超过30%。

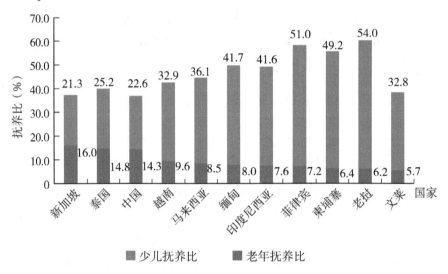

图 1 - 13 2015 年中国—东盟国家少儿抚养比

资料来源：联合国．世界人口展望（2017 年修订版）［R］．2017.

以 60 岁及以上人口占总人口比重为横轴，以人均 GDP（现价美元）为纵轴，构建中国—东盟国家人口老龄化程度与经济发展水平示意图（如图 1 - 14 所示）。2015 年新加坡人均 GDP 超过 5 万美元，60 岁及以上人口占比为 17.9%。这两项指标在中国—东盟国家中均位列第一。由此，新加坡属于典型的"又富又老"的国家；以 60 岁及以上人口占比超过 10% 为基准，中国、泰国、和越南均属于老龄化国家。但就人口老龄化与经济发展水平而言，三国不仅与新加坡差距明显，其内部也存在较大差异。中国和泰国 60 岁及以上人口占比均超过 15%，而越南则刚迈过 10% 的门槛。三国人均 GDP 均低于 1 万美元，但中国在三国中最接近 1 万美元，并且分别比泰国和越南高出 2222 美元和 6004 美元。相比于中国而言，泰国和越南更接近"未富先老"；2015 年文莱人均 GDP 超过 3 万美元，但 60 岁及以上人口占比仅有 7.1%，并且其老年抚养比是中国—东盟国家中最低的。因此，文莱可以归为"先富后老"型国家；值得注意的是，2015 年马来西亚人均 GDP 接近 1 万美元，并且比中国高出近 1500 美元，但其 60 岁及以上人口占比和老年抚养比均低于中国。在此意义上，马来西亚也属于"先富后老"型国家；其他东盟国家经济发展水平相对较弱，人口老龄化程度不高并且拥有充足的劳动年龄人口，属于"未富未老"型国家。

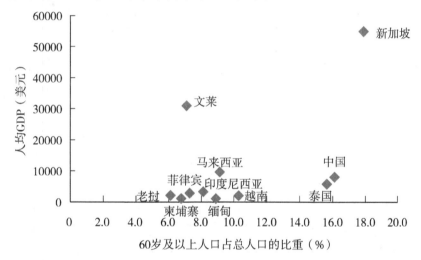

图 1 - 14 2015 年中国—东盟国家人口老龄化程度与经济发展水平

资料来源：联合国. 世界人口展望（2017 年修订版）［R］. 2017.

五、中国—欧盟国家比较

欧洲地区是世界上最早步入老龄化的地区。早在 19 世纪部分欧洲国家就出现了人口老龄化趋势。在漫长的人口转变过程中，欧洲国家应对人口老龄化方面的举措，对于正在经历这种转变的中国有重要借鉴意义。

（一）欧盟国家人口发展态势

图 1-15 所示为欧盟国家 1950—2050 年人口发展态势，❶ 主要涵盖出生率、死亡率、人口增长率、总和生育率等指标。受社会经济发展与生育观念转变等因素影响，欧盟国家出生率呈不断下降趋势。20 世纪 50 年代，欧盟国家出生率维持在 19‰左右的水平。2015—2020 年，欧盟国家出生率降至 10‰，并在接下来的 35 年内持续下降。2020—2050 年，欧盟国家出生率将维持在 9.5‰左右；随着医疗条件和生活水平的

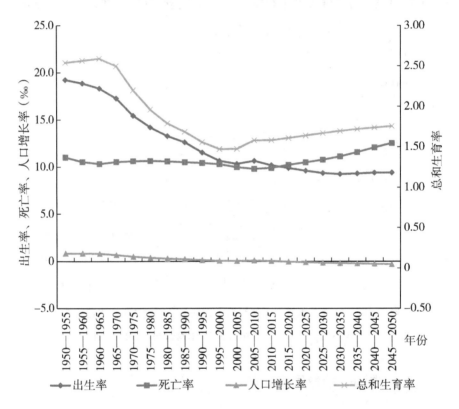

图 1-15　1950—2050 年欧盟国家的主要人口指标

资料来源：联合国．世界人口展望（2017 年修订版）［R］．2017.

---

❶ 联合国的《世界人口展望（2017 年修订版）》中，欧盟 28 国的数据包含英国的数据，下同。

改善，欧盟国家从 1950 年起死亡率开始逐步下降。2005—2010 年，欧盟国家死亡率降至 9.8‰的水平。但随着高龄老年群体不断增多，2015 年后欧盟国家死亡率开始不断提升。预计欧盟国家死亡率将从 2015—2020 年的 10.2‰，增至 2045—2050 年的 12.5‰；相对稳定的出生率和不断走高的死亡率，使欧盟国家人口增长率持续下滑。2015—2020 年起，欧盟国家人口将出现负增长。这种人口负增长态势将持续递增，预计 2045—2050 年欧盟人口增长率将达到 -3.1%。

数据表明，欧盟国家总和生育率将经历先降后升的过程。1950—1970 年欧盟国家总和生育率超过 2.5，随后持续降低。2010—2015 年，欧盟国家总和生育率降至 1.58。2015 年开始，欧盟国家总和生育率不断提升，到 2045—2050 年将升至 1.76 的水平，但始终低于更替水平（2.1）。

（二）欧盟国家人口年龄结构与预期寿命

图 1-16 数据显示，截至 2015 年欧盟 28 国 60 岁及以上人口占总人口比重已全部超过 10%，其中，已有 25 个国家 60 岁及以上人口占比超过 20%，14 个国家 60 岁及以上人口占比超过 25%。欧盟 28 国 60 岁及以上人口占总人口比重的平均水平为 25.3%，8 个欧盟国家已经高于这一水平。中国 60 岁及以上人口占总人口比重比欧盟平均水平低 9.2 个百分点。2015 年，意大利是欧盟人口老龄化最为严重的国家，其 60 岁及以上老年人占总人口比重为 28.6%，比中国高 12.5 个百分点。

从预期寿命上看，截至 2015 年年底欧盟 28 国中有 17 个国家预期寿命超过 80 岁，所有国家预期寿命都超过 73 岁。欧盟 28 国预期寿命平均水平为 80.21 岁，已有 16 个欧盟国家超过这一标准。中国预期寿命（76.34 岁）比欧盟平均水平低 3.87 岁。欧盟国家中预期寿命最高的是西班牙 82.51 岁，比中国高 6.17 岁。中国预期寿命仅高于 6 个欧盟国家。

表 1-6 所示为中国与欧盟国家 2000—2015 年各年龄段人口变化情况。具体来看，2000—2015 年间，欧盟国家 0~14 岁人口占总人口比重

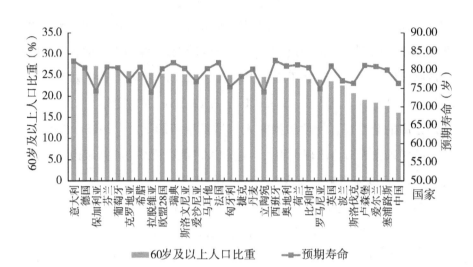

图 1 - 16 2015 年中国—欧盟 60 岁及以上人口比重与预期寿命

资料来源：联合国. 世界人口展望（2017 年修订版）[R]. 2017.

下降了 1.65%，其中马耳他和塞浦路斯降幅最大，为 5.5 个百分点。欧盟国家中仅有爱尔兰和西班牙 0～14 岁人口略有增幅。中国 0～14 岁人口降幅远超欧盟国家，是欧盟平均水平的 4 倍左右；一般认为，伴随着人口老龄化，劳动力年龄结构也将出现老化。表 1 - 6 数据显示，2000—2015 年，欧盟国家 15～64 岁人口占总人口比重下降了 1.77 个百分点，其中爱尔兰、芬兰和意大利三国降幅超过 3 个百分点。受移民等多方面因素影响，欧盟国家中塞浦路斯、卢森堡、斯洛伐克、波兰、立陶宛 15～64 岁人口出现增长。其中塞浦路斯增幅最大，为 2.9 个百分点。2000—2015 年中国 15～64 岁人口处于增长阶段，增幅为 4.18 个百分点，明显高于欧盟国家；中国 65 岁及以上人口占总人口比重增幅比欧盟平均水平低 0.66 个百分点，也低于 19 个欧盟国家，表明 2000—2015 年中国人口老龄化进程尚不及欧盟。欧盟国家中仅有卢森堡 65 岁及以上人口占总人口比重出现小幅下降；我国 80 岁及以上人口占总人口比重在 15 年间增长 0.65 个百分点，欧盟国家 80 岁及以上人口占总人口比重增幅是我国的 3 倍左右。中国 80 岁及以上人口占总人口比重增幅仅高于 4 个欧盟国家，欧盟 23 个国家 80 岁及以上人口增幅超过 1%，14 个国家增幅超过 2%。可见，欧盟国家高龄化趋势明显强于中国。

表 1 - 6　2000—2015 年中国—欧盟国家各年龄段人口变化　　（％）

时间段 年龄段 国家	0～14 岁 2000—2015 年	15～64 岁 2000—2015 年	65 岁 + 2000—2015 年	80 岁 + 2000—2015 年
中国	− 6.94	4.18	2.77	0.65
欧盟 28 国	− 1.65	− 1.77	3.43	1.98
奥地利	− 2.71	− 0.74	3.45	1.58
比利时	− 0.56	− 0.71	1.28	1.96
保加利亚	− 1.65	− 1.83	3.48	2.20
克罗地亚	− 2.49	− 0.82	3.32	2.62
塞浦路斯	− 5.50	2.90	2.60	0.48
捷克	− 1.29	− 2.90	4.19	1.78
丹麦	− 1.63	− 2.57	4.19	0.26
爱沙尼亚	− 1.45	− 2.35	3.80	2.44
芬兰	− 1.75	− 3.53	5.27	1.70
法国	− 0.52	− 2.42	2.93	2.46
德国	− 2.56	− 2.08	4.64	2.05
希腊	− 0.90	− 2.66	3.56	2.89
匈牙利	− 2.39	− 0.01	2.40	1.53
爱尔兰	0.36	− 3.01	2.64	0.42
意大利	− 0.60	− 3.62	4.21	2.62
拉脱维亚	− 2.73	− 1.57	4.30	2.30
立陶宛	− 5.44	0.67	4.78	2.80
卢森堡	− 2.57	2.65	− 0.08	1.04
马耳他	− 5.50	− 0.64	6.14	1.19
荷兰	− 1.71	− 2.63	4.34	1.21
波兰	− 4.67	1.09	3.59	2.10
葡萄牙	− 1.95	− 2.47	4.43	2.37

续表

年龄段 时间段 国家	0~14 岁 2000—2015 年	15~64 岁 2000—2015 年	65 岁 + 2000—2015 年	80 岁 + 2000—2015 年
罗马尼亚	− 3.11	− 0.27	3.39	2.36
斯洛伐克	− 4.43	1.66	2.77	1.29
斯洛文尼亚	− 1.10	− 2.83	3.93	2.67
西班牙	0.16	− 2.33	2.17	2.26
瑞典	− 1.13	− 1.17	2.29	0.09

资料来源：联合国．世界人口展望（2017 年修订版）［R］. 2017.

注：本表未包括英国的相关数据。

（三）欧盟国家社会抚养比比较

根据图 1-17，截至 2015 年年底，欧盟国家中已有 25 个国家的老年抚养比超过 20%，8 个国家超过 30%。欧盟国家老年抚养比平均水平为 29.2%，比中国高出 14.95 个百分点。欧盟国家中老年抚养比排名前三的国家分别是意大利、德国和芬兰，分别比中国高 20.69 个、17.81 个和 17.69 个百分点；从少儿抚养比上看，欧盟国家中有 8 个少儿抚养比超过 25%，而欧盟国家少儿抚养比的平均水平为 23.7%，比中国高出 1.07 个百分点。并且，欧盟国家中有 14 个国家少儿抚养比高于中国。

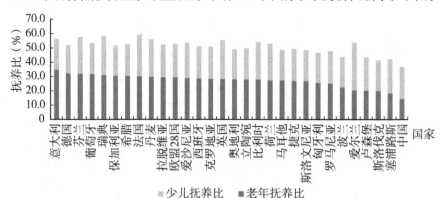

图 1-17　2015 年中国—欧盟国家社会抚养比

资料来源：联合国．世界人口展望（2017 年修订版）［R］. 2017.

欧盟国家中少儿抚养比排名前三的国家分别是爱尔兰、法国和瑞典，分别比中国高出 10.82 个、6.49 个和 4.81 个百分点。

由此可见，2015 年中国社会抚养比远低于欧盟国家水平。但需要注意的是，中国与欧盟在经济发展水平和发展阶段上仍存在不小差距。欧盟社会抚养比居高不下是经过数十年人口转变与社会经济发展共同作用的结果。对中国而言，如何在未来高社会抚养比的情形下继续发展社会经济、保障人民福祉就显得尤为重要。

如图 1-18 所示，从欧盟国家与中国社会抚养比变化趋势上看，以联合国世界人口展望中生育率方案为标准，预计中国和欧盟国家老年抚养比将持续上升，但是中国和欧盟老年抚养比的差距将逐步缩小。预计到 2055 年，欧盟老年抚养比将达到 54.4%，中国老年抚养比将达51.9%，两者之间的差距将由 2015 年的 14.95 个百分点，降至 2055 年的 2.5 个百分点。由此，欧盟国家老年抚养比增幅为 25.29 个百分点，中国为 38.54 个百分点。2015—2055 年，中国与欧盟国家少儿抚养比趋于稳定，在较长时期内欧盟国家少儿抚养比将略低于中国水平。

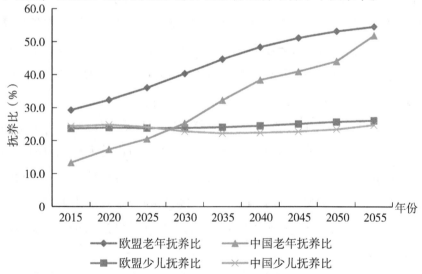

图 1-18　2015—2055 年中国—欧盟社会抚养比变化趋势

资料来源：联合国．世界人口展望（2017 年修订版）［R］．2017.

六、中美两国比较

据美国人口普查局 2017 年 11 月公布的人口数据显示，美国的总人口数达到 3.26 亿左右，是世界人口第三大国❶。作为仅次于中国和印度的世界人口第三大国，2015 年美国 60 岁及以上人口占总人口比重为 20.6%，65 岁及以上人口占总人口比重为 14.6%❷。比较中美两国人口老龄化现状及其发展态势，对于深入理解中国人口老龄化进程、积极应对人口老龄化的战略举措有着重要借鉴意义。

（一）中美两国人口老龄化现状

表 1-7 所示为 2006—2016 年美国老年人口数量及占总人口比重。十年间，美国 60 岁及以上老年人口增长了 1818 万人，增幅为 4.31%，年均增幅 0.43 个百分点；65 岁及以上老年人增长了 1221 万人，增幅为 2.82%，年均增幅 0.28 个百分点。相比于美国，中国 2006—2016 年 60 岁及以上老年人增长了 8185 万人，增幅为 5.4%；65 岁及以上老年人增长了 4584 万人，增幅为 2.9%。从老年人口绝对规模上看，中国 60 岁及以上老年人增长量是美国的 4.5 倍，65 岁及以上老年人增长量是美国的 3.7 倍。从增长幅度上看，中国 60 岁及以上和 65 岁及以上人口占比增幅分别比美国高出 1.09 个和 0.08 个百分点。具体到各年度，2006 年美国 60 岁及以上和 65 岁及以上人口占总人口比重分别比中国高出 5.7 个和 4.56 个百分点，而 2016 年两者间差异则分别为 4.61 个和 4.88 个百分点。可见，中美两国 60 岁及以上人口占总人口比重的差距有所减小，而 65 岁及以上人口占总人口比重则略有增幅。值得注意的是，近十年，美国 85 岁及以上老年人口规模和占总人口比重都有所提升。2016 年，美国 85 岁及以上人口占总人口比重已达 1.98%，而中国

---

❶ 魏南枝，常夷. 美国的人口结构变化和社会不平等 [J]. 美国问题研究，2018（1）：122-139.

❷ 联合国. 世界人口展望（2017 年修订版）[R]. 2017.

尚未超过 1%。可见，美国高龄化程度更甚于中国。

表 1 - 7　2006—2016 年美国老年人数量及占总人口比例　　（千,%）

年份 年龄 段数据	2006	2007	2008	2009	2010	2011	2012	2013	2014	2015	2016
60 岁及 以上	51402	53229	54875	56528	58235	59960	61769	63598	65579	67607	69577
60 岁及 以上占比	17.00	17.44	17.81	18.19	18.60	19.01	19.45	19.89	20.36	20.84	21.31
65 岁及 以上	37670	38348	39318	40182	41027	41926	43736	45265	46821	48359	49883
65 岁及 以上占比	12.46	12.57	12.76	12.93	13.10	13.30	13.77	14.15	14.54	14.91	15.28
85 岁及 以上	4926	5102	5262	5437	5606	5766	5943	6081	6222	6358	6453
85 岁及 以上占比	1.63	1.67	1.71	1.75	1.79	1.83	1.87	1.90	1.93	1.96	1.98

资料来源：Administration for Community Living. Aging Integrated Database ［EB/OL］. （2017 - 06 - 21）［2018 - 05 - 23］. https：//agid. acl. gov/Default. aspx.

（二）中美两国人口年龄结构变化趋势

图 1 - 19 为 1950—2050 年中美两国人口结构变化趋势。总体而言，1950—2050 年，中美两国 0 ~ 14 岁人口呈现下降趋势。1950—2000 年，中国 0 ~ 14 岁人口占比高于美国。2000 年后，美国 0 ~ 14 岁人口占比开始反超中国。2010 年两国 0 ~ 14 岁人口占比都降至 20% 以下，此后，两国 0 ~ 14 岁人口占比的差距一直保持到 21 世纪中叶。预计到 2050 年，中国 0 ~ 14 岁人口占比为 14.0%，美国将比中国高出 3.2 个百分点。这意味着未来中国少儿抚养压力可能弱于美国。

在 15~64 岁人口占总人口比重上，中美两国呈现交替领先的态势。1950—1990 年的 40 年，美国 15~64 岁人口占比高于中国。1990 年，中美两国 15~64 岁人口占总人口比重趋近 65.5%。此后，中国 15~64 岁人口占比反超美国。2010 年，中美两国 15~64 岁人口占总人口比重差异最大，达 6.9 个百分点。随着中美两国劳动力年龄结构老化，中美两国劳动力人口占比差异将逐步缩小。

中美两国 65 岁及以上人口占总人口比重始终保持上升趋势。1950—2035 年，美国 65 岁及以上人口占比始终高于中国，表明在此期间美国人口老龄化程度比中国更为严重。2035 年后，中国 65 岁及以上人口占比将超过美国，并保持到 2050 年；在 80 岁及以上人口占总人口比重上，中美两国 80 岁及以上人口占比增长相对缓慢。美国 80 岁及以上人口占比始终高于中国，预计到 2050 年中美两国 80 岁及以上人口占比都未超过 10%。

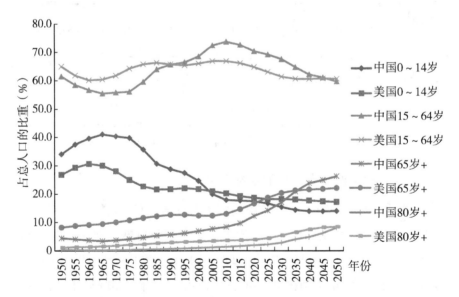

图 1-19　1950—2050 年中美两国人口结构变化趋势

资料来源：联合国．世界人口展望（2017 年修订版）［R］. 2017.

（三）中美两国人口发展态势

1950—2050 年中美两国人口发展态势，见表1 – 8。

表1 – 8　1950—2050 年中美两国人口发展态势

指标 国家 时间段	出生率（‰）		死亡率（‰）		自然增长率（%）		总和生育率	
	中国	美国	中国	美国	中国	美国	中国	美国
1950—1955	41.96	24.10	22.52	9.56	1.94	1.57	6.03	3.31
1955—1960	36.03	23.82	21.24	9.41	1.48	1.68	5.40	3.58
1960—1965	39.86	21.01	20.73	9.45	1.88	1.35	6.20	3.23
1965—1970	39.27	17.63	12.80	9.60	2.65	0.96	6.25	2.54
1970—1975	31.44	15.63	9.16	9.40	2.21	0.90	4.77	2.03
1975—1980	22.41	14.76	7.16	8.85	1.52	0.94	3.00	1.77
1980—1985	21.60	15.34	6.65	8.83	1.49	0.94	2.55	1.80
1985—1990	24.92	15.66	6.73	8.95	1.81	0.95	2.73	1.91
1990—1995	17.92	15.46	6.60	8.81	1.12	1.01	1.90	2.03
1995—2000	13.47	14.29	6.55	8.65	0.69	1.19	1.51	2.00
2000—2005	12.53	14.03	6.32	8.53	0.59	0.91	1.55	2.04
2005—2010	12.55	13.77	6.51	8.15	0.57	0.90	1.58	2.05
2010—2015	12.63	12.54	6.97	8.22	0.54	0.72	1.60	1.88
2015—2020	11.59	12.14	7.46	8.35	0.39	0.71	1.63	1.89
2020—2025	10.34	11.68	8.12	8.50	0.20	0.70	1.66	1.89
2025—2030	9.53	11.07	8.98	8.76	0.03	0.66	1.69	1.90
2030—2035	9.16	10.75	10.01	9.16	- 0.11	0.57	1.71	1.90
2035—2040	9.12	10.80	11.14	9.62	- 0.23	0.49	1.72	1.91
2040—2045	9.17	10.95	12.24	10.01	- 0.33	0.42	1.74	1.91
2045—2050	9.11	10.92	13.21	10.21	- 0.43	0.39	1.75	1.91

资料来源：联合国. 世界人口展望（2017 年修订版）［R］. 2017.

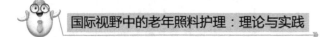

从出生率上看，1950—2050 年，中美两国出生率呈逐年下降趋势。1950 年中国出生率比美国高 17.86‰，此后两国出生率差异逐年缩小。1995—2000 年，美国出生率反超中国。2000—2050 年，大体上美国出生率将高于中国，并且中美两国间出生率差异有逐年拉大的趋势。值得注意的是，2025—2050 年，预计中国出生率将低于 10‰，而美国则维持在 10‰以上的水平。对中国而言，长期过低的生育率可能会对未来经济社会发展产生负面影响。

从死亡率上看，1950—2050 年，中国死亡率呈现先降后升趋势，而美国死亡率则相对平稳。具体而言，1950—1965 年中国死亡率超过 20‰。在 1975—2025 年，中国死亡率始终低于美国。随着中国高龄群体不断增多，2025 年后中国死亡率将超过美国。预计 2045—2050 年，中美两国死亡率差异将达到 3‰。

总体而言，中美两国人口自然增长率在 1950—2050 年间将呈现明显的下降趋势，但中国降幅远超美国。2000—2050 年，中国人口自然增长率降幅超过 1%，而美国下降幅度仅为 0.52%。根据联合国世界人口展望 2017 年修订版数据，中国将于 2030 年出现人口负增长，而美国始终保持人口正增长。对这种可能的人口负增长态势及其社会经济后果，我国必须保持足够的重视与警惕，防患于未然。

从总和生育率上看，中国总和生育率在 1950—1955 年为 6.03，预计 2045—2050 年仅为 1.75，百年间将减小 4.28。中国在 1990—1995 年总和生育率仅为 1.9，即每位中国妇女平均生育 1.9 个孩子。此后，中国总和生育率将在较长一段时间内维持在 1.7 左右的水平。美国在 1950—1955 年总和生育率为 3.31，预计 2045—2050 年为 1.91，百年间将减小 1.4。中国总和生育率高于美国的趋势一致保持在 1985—1990 年。1990—1995 年开始，美国总和生育率开始高于中国，并保持至 21 世纪中叶。

（四）中美两国社会抚养比比较

图 1－20 为 2015—2055 年中美两国社会抚养比变化趋势。

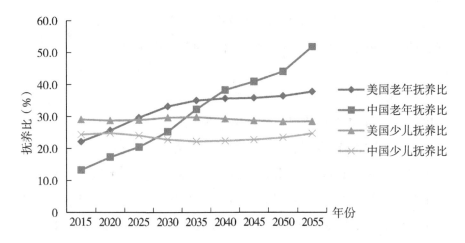

图 1－20　2015—2055 年中美两国社会抚养比变化趋势

资料来源：联合国. 世界人口展望（2017 年修订版）［R］. 2017.

以联合国世界人口展望中生育率方案为标准，预计 2015—2055 年中美两国老年抚养比将持续上升。2015 年美国老年抚养比比中国高出8.8 个百分点，预计 2035—2040 年，中国老年抚养比将高于美国。此后，中美两国老年抚养比差距将不断拉大。预计 2055 年，中国老年抚养比将高达到 51.9%，而美国为 37.8%，两国老年抚养比相差 14.1 个百分点。

总体而言，中美两国少儿抚养比变动趋势较为平稳，2015—2055年美国少儿抚养比将维持在 29% 左右，而中国则在 23% 左右，美国少儿抚养比将始终高于中国。预计在 2025 年美国老年抚养比将超过少儿抚养比，而中国则在 2030 年左右老年抚养比超过少年抚养比。老年人口社会抚养压力超过少儿人口，不仅意味人口老龄化的飞速发展，同时也表明未来中低龄人口不足，将会对未来劳动年龄人口规模产生影响。

七、对中国人口老龄化的认识与启示

通过对中国与世界主要国家或地区的比较，本书认为人口老龄化是我国在较长时期里都会面临的一种常态，在未来近半个世纪里中国老年人口的绝对数量将始终保持世界首位，老龄化程度持续加深，但与很多

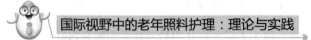

发达国家相比，我国的老年人口比例并不算高。而且与过去"未富先老"的中国相比，我国"老"与"富"的匹配度明显提高了，与发达国家在"富"的方面差距也在不断缩小，但是在同等老龄化水平的条件下，中国的社会经济富裕发达程度与一些发达国家相比尚有差距，"边富边老"是现阶段我国人口老龄化的突出特征。

生育政策的调整完善能够在一定程度上减轻老龄化程度、放缓老龄化进程，但不可能从根本上扭转老龄化的大趋势，养老负担将成为我国最主要的社会养老负担；此外，全面二孩政策的实施对于每年新增人口数量会产生立竿见影的作用，使得少儿抚养比上升，家庭和社会"养小"压力加大，无疑加剧了这一代劳动人口的社会抚养负担，可以说这是我国人口年龄结构变化对社会经济发展带来的最大挑战。

值得乐观的是与发达国家相比，目前我国高龄化水平并不高，到未来我国人口高龄化阶段还有十年左右的增长缓和期，但 2025 年后高龄人口迅速攀升，高龄化发展速度将超过绝大多数国家，人口高龄化将使我国失能老年人问题更为突出，给我国养老、医疗和生活照护提出更大的难题。虽然各国在应对人口老龄化方面应根据自身的国情和特点施与良策，但那些提前进入老龄化的发达国家为我国提供了丰富的前车之鉴，加之人口老龄化作为人口转变的必然趋势，有其内在的发展规律。

结合我国人口老龄化的趋势与特点，我国在积极应对人口老龄化过程中应正视我国人口转变和老龄化的特殊性，做好养老顶层设计，完善养老体系的同时推动老龄事业和产业的发展。通过国际比较可以看出，我国面临着世界人口老龄化现实的普遍趋势，即人口老龄化程度不断加深、增速明显、高龄化显现等多方面状况，但我国人口老龄化仍有其特殊性。这种特殊性主要表现在我国是在"未备先老"的状态下进入老龄化社会，随着社会经济发展，"未备先老"和"边富边老"共同影响着我国人口老龄化进程。"未备先老"是指我国是在人口老龄化应对能力不足的时期（2000 年前后）进入老龄化社会。当时，对待人口老龄化在思想和物质准备上都是相对缺乏的。经过多年探索，我们对人口老龄化有了相对清晰的认知，但是存在的问题仍然很多。例如，我国社会保障体系仍有待健全与完善，城乡之间和地区之间差距亟须弥合，家庭和个人应对晚年生活风险的能力仍有待增强，等等。如今，中国在边富边老的过程中"老"与富的匹配度明显提高。❶综合实力的增强为我国化解"未备"难题，做好顶层设计提供可能。为此，需要通过逐步完善现有法律法规及相关配套措施，努力健全社会保障体系，进一步扩大城镇基本养老保险覆盖面，将养老服务资源向农村地区倾斜，采取多种措施缩小城乡、地区间养老服务差距，增强家庭和个人应对晚年潜在风险的能力。

中国虽然尚为发展中国家，但目前已迈入中等收入偏上的水平，老龄化程度又比其他绝大多数发展中国家明显高出很多，老龄化发展速度在追赶发达国家的同时经济增长的速度相对更快，这意味着我国的人口转变和老龄化发展轨迹既不同于典型的发展中国家也异于发达国家，具有特殊性，因此应对人口老龄化也应当在借鉴的基础上体现中国特色。一方面在"未备先老"转向"边富边老"的有利时期为未来老龄化高峰期蓄积养老资源，大力完善养老的经济保障体系、照料服务体系、制度管理体系等；另一方面也要利用难得的庞大老年市场推动老龄产业发展，为经济发展提供增长点，进一步提高富裕水平从而为应对更严峻的老龄化挑战奠定经济基础。而这两方面要实现相辅相成有赖于做好养老政策制度的顶层设计，把老龄问题作为一个系统性、长期性、利弊共存性的问题加以管理、规划。

生育率下降已成为全球性的大趋势，生育率一旦进入更替水平以下并已持续多年，恐怕很难再逆转。若干国家的经历已经表明过低生育率会对人口老龄化以及社会经济发展造成负面影响，使人口结构失衡、经济发展乏力，因而很多国家除了不同程度地采取鼓励生育的政策外，都

---

❶ 孙鹃娟，高秀文．国际比较中的中国人口老龄化：趋势、特点及建议[J]．教学与研究，2018（5）：59-66．

更显著地加大了对家庭养老育幼方面的扶助和福利，如日本在 20 世纪 90 年代开展了"天使计划"来改善儿童日托服务及其他养育子女的服务来应对低生育状况，并从 1990 年开始启动"黄金计划"来推动健康和福利服务以应对人口老龄化。韩国在 1996 年正式取消了生育控制政策后生育水平仍然持续下降，并未出现回升，政府又扩大了产假和育儿休假计划、日托服务等。这些激励性的政策不仅仅是为了防止生育水平的不断下降，更重要的是人口老龄化和养老模式转变已使社会必将承担更重要的养老职责，以弥补家庭养老弱化的现实。对中国来说过去的人口政策着重在对出生人口数量的干预，而未来人口老龄化的发展将对人口政策由数量调控走向服务扶助提出更高要求，应当加强对家庭生育和养育子女的经济补助、完善育儿休假制度、拓展居家养老服务、发展家庭照顾者的喘息服务等政策措施。

第二章　健康老龄化与老年人照护问题：
理念与理论

一、长寿时代的老年人健康

随着人类健康的增进，人的寿命比以前大大延长了，人类正逐渐进入长寿时代，当今发达国家平均预期寿命已经超过 80 岁。根据国家卫生健康委员会公布的数据，2019 年我国居民平均预期寿命达到 77.3 岁[1]，比 2010 年的 74.8 岁提高了 2.5 岁，这是我国社会经济发展和医疗卫生水平提高取得的巨大成就。人们普遍认识到，今天人们的健康水平已经大大提高，按 60 岁及以上或 65 岁及以上为老年人的话，意味着老年期可达 25~30 年。

但在预期寿命延长的同时往往伴随着带病存活时间的延长，需要他人照料者数量和比例的增加。伴随寿命延长特别是高龄人口的迅速增长可能会加大慢性病患病的风险，使失能的老年人数量增多，从而对长期照护的需求越来越大，据预测 2030 年我国需要长期照料护理的人群将超过 2700 万人[2]。实施健康中国战略、发展老年照护服务已成为新时代我国积极应对老龄化挑战的重要举措。但老年照护服务体系的发展与完善必须建立在了解老年人健康状况和照护需求的基础上。

在对老年人健康的认识上，最初仅单纯采用死亡率、期望寿命和发

---

[1]　国家卫生健康委员会. 2019 年我国卫生健康事业发展统计公报 [R]. 2020.

[2]　国家应对人口老龄化战略研究长期照料服务制度研究课题组. 长期照料服务制度研究 [M]. 北京：华龄出版社，2014.

病率作为测量指标，随着经验的积累、理念的更新，进一步认识到健康不仅仅是没有疾病或身体虚弱，而是一种肌体、精神以及社会交往各方面的完美状态；影响老年人健康状况的因素，既包括与衰老相关的改变、基因、疾病等生物医疗因素，也包括健康信念、行为、保健利用和关系等个人行为观念因素，还包括社会环境、基础设施、科技等宏观因素❶，即由单纯的生物医学模式转向为生物、心理、社会医学模式。1977 年美国《需要新的医学模式——对生物医学模式的挑战》一书率先提出生物、心理、社会医学模式，使人们认识到疾病与心理、社会、人的生存环境等的相互关系。这一认识使人们对健康的认识不再局限在生物学领域，健康的内涵已从生物学健康扩展到社会学健康，从生理学健康扩展到心理学健康；不再认为"没有疾病，长寿就是健康"，健康不仅仅是没有疾病、长寿，而且要保持生理及心理的完好状态和能完好地适应社会。简言之，健康至少应包括生理、心理、社会功能三个方面的内容，追求健康应该是延长有质量的寿命，而非延续低质量的存活时间。

2015 年世界卫生组织在其《老龄化与健康全球报告》中提出的新"健康老龄化"理念进一步结合老年人这一群体的特点提升了对健康的理论认识。本书将以"新健康老龄化"理念为基础，分析我国老年人的健康状况和照护服务需求，通过国际比较评述老年照护服务的供给现状及主要模式，以期为我国的照料护理体系提供参考。

二、新健康老龄化理念

20 世纪 60 年代，美国老年医学家爱德华·鲍茨率先对"健康老龄化"进行了系统阐释，他跳出传统医学框架，认为应该从身体（Physical）、情绪（Emotion）和心灵（Spirit）三个层面对老龄化过程中的健康问题进行分析，认为良好的生活方式和社会参与有助于提高老年人健

---

❶ World Health Organization. World report on ageing and health ［R］. Geneva, Switzerland：World Health Organization，2015：26.

康水平❶。1987 年，第四十届世界卫生大会首次正式将健康老龄化纳入全球视野，将延长寿命和增加生活满意度作为健康老龄化的目标。此后，健康老龄化成为全球老龄问题研究的重要议题。

1990 年，欧洲医学会在哥本哈根老龄大会上提出衰老是可以延缓的，一个人如果能正常衰老，活到 75～80 岁时各种器官组织同以前的状态功能差别不大，脑功能、记忆、智力尤其是晶体智力的衰退也并不明显；世界卫生组织也将健康老龄化作为应对人口老龄化的一项发展战略，强调提高老年人的生命质量，缩短带病生存期并延长健康余寿，保持较好的身体机能直至生命结束。1999 年，世界卫生组织启动"老龄化与生命历程"计划，主要研究方向为健康老龄化，这一年被定为"国际老人年"。2002 年，联合国第二次老龄问题世界大会在马德里召开，会上将"保障"和"参与"纳入健康老龄化理念中，强调老年人是被忽视的社会资源而非社会负担，应让他们健康地参与到社会公共事务中，随后健康老龄化被发展为积极老龄化。

2015 年，世界卫生组织重提健康老龄化，并在《老龄化与健康全球报告》中将其界定为：发展和维护功能能力以使老年期能保持良好状态的过程❷。这一概念中功能能力是核心，是使个体能够按照自身观念和偏好来生活和行动的健康相关因素，它包含"行动力""建立维持人际关系""满足基本需求""学习、发展和决策""贡献"五个衡量标准。老年人的功能能力以老年人的内在能力为基础，同时受到其所处环境的影响。内在能力指个体全部体力和脑力的组合，如走路、思考、看、听和识记等。环境包括外部世界构成个人生活背景的所有因素，这些因素涵盖从微观层面到宏观层面，如家庭、社区和更广大的社会，包括物理环境、人与人之间的关系、健康和社会政策、支持体

---

❶ Bortz E L. Healthy Aging ［J］. Journal of Michigan State Medical Society, 1963，62：664－666.

❷ World Health Organization. World Report on Ageing and Health ［R］. Geneva, Switzerland：World Health Organization，2015：26.

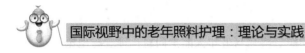

系、服务等。而良好状态被界定为最广泛意义上的感受如幸福感、满足感和成就感。

根据新健康老龄化理论模型，维持与促进老年人功能能力有两个基本途径：一是建立和保持内在能力，二是提供环境支持。并且对处于特定能力的老年人，能否完成自己认为重要的事情最终要取决于其生活环境中存在的各种资源和障碍。如身体功能有障碍的老年人，如他们生活在无障碍的环境中，或有轮椅、助力车等辅助工具的帮助，周围的交通设施也比较便捷，他们就可以独立完成做饭、购物等基本生活项目。老年人的内在能力和功能能力虽然随年龄增长会有所降低，但二者之间的关系不是恒定不变的，在生命过程中不同时点的选择和干预措施将决定每个个体的具体轨迹。因此，健康老龄化并非由机能或健康的某一水平或阈值来界定，而是一个因每个老年人个体而不同的过程，因为每个个体的轨迹都会受到不同经历的影响随时发生变化。如对失能或失智的老年人，通过提高医疗卫生的可获得性或提供更有效的照护服务就能延缓他们的衰退程度甚至提高功能水平，使老龄化轨迹向更健康的趋势发展。

新的健康老龄化概念和框架建立在新观念的基础上，如典型的老年人并不存在、老年人的多样性并不是随机产生的、年老并不意味着依赖他人、老龄化将增加卫生保健支出但低于预期数额、70岁还不能说是新的60岁但有这种可能、用于老年人的支出是投资而不是消费等。从公共政策和服务的角度来说，促进健康老龄化的若干干预措施应该以尽可能改善功能能力为共同目标，主要通过增强和维护内在能力、使功能衰减的个体能够做其认为重要的事情两个方式来达到。相较于以往的健康老龄化强调个体健康状态的维持而言，世卫组织拓展了健康老龄化概念，在健康因素之外加入老年友好环境因素，使促进健康老龄化的政策范围进一步扩大为综合性的政策体系。基于对健康和老龄化的最新认识，要缩短老年人带病期、延长健康余寿、实现健康老龄化，不仅要关注老年人个体健康状况，更要发展以老年人为中心的综合性"医疗、照护与环境"照护体系，为人们提供生命历程中所需要的各项健康支持。

在新的健康老龄化理念中，从政策和服务构建的角度来说，老年照护服务融入整个生命历程的公共卫生体系当中。人们在生命历程的后半段里功能能力和内在能力水平差异很大，可划分为三个常见阶段：能力强而稳定的阶段、能力衰退阶段、能力严重受损阶段。在综合性的"医疗、照护与环境"体系中，医疗服务、长期照护、环境三者针对上述处于三个不同阶段的群体所发挥的作用重点是不同的：

①对处于能力强而稳定阶段的老年人，卫生服务起到预防慢性病和确保早诊断早控制的作用，环境起到提升能力、促进行为以及消除老年人参与障碍的作用；

②对处于能力衰退阶段的老年人，卫生服务在于延缓或逆转能力衰退，长期照护服务起到支持能力发挥、增进行为的作用，并确保有尊严的晚年生活，环境则不但起到提升能力和促进行为的作用，还将发挥消除障碍弥补功能不足的作用；

③对处于能力严重受损阶段的老年人，卫生服务既要发挥其针对前两个阶段人群的功能，还要进一步发挥管理慢性病情况发展的作用，而长期照护和环境的作用与处于第二个阶段的人群相似。

要注意的是这三类人群的界定只是大致划分，并没有明确界限，且并非每一个老年人个体都会经历这三个阶段。但是，无论处于哪个阶段的老年人，卫生服务、环境的作用都是不可缺少的，而长期照护对能力衰退、能力严重受损两个阶段的老年人的作用尤其重要，可以说这两类（两个阶段）的老年人是长期照护针对的重点人群。

三、新健康老龄化的理论阐释

健康老龄化理念于 20 世纪 90 年代初传入我国。作为倡导健康老龄化的先行者，邬沧萍教授认为应该从个人、群体和国家三个维度来全面把握健康老龄化的概念，即延长老年人个体的健康期和自理期，提高老年人个体的社会参与水平；保证老年人群体的大多数在生理、心理和社会三个方面处于健康状态；社会经济发展不为过度人口老龄化所累❶。对于新健康老龄化理念，邬沧萍等指出健康是一个动态的、全生命过程的概念，包含减少老年人口因衰老带来的疾病，提高老年人生活质量，使其慢性病得到有效治疗和康复，延长社会参与的时间等内容❷。陆杰华等进一步阐释了健康老龄化本土化方案的内涵和策略，并认为衡量中国健康老龄化目标实现与否有三个核心标准：普遍提升的寿命质量、老年友好型的社会人文环境和全面提升的老年人功能❸。

国内学者对新健康老龄化理念的解读暗含生命历程理论和个人能力—环境压力理论两个视角，而 2017 年国家颁布的《"十三五"健康老龄化规划》则明确从生命全过程和环境角度出发，对健康老龄化进行了本土化定义：健康老龄化即从生命全过程的角度，从生命早期开始，对所有影响健康的因素进行综合、系统的干预，营造有利于老年健康的社会支持和生活环境，以延长健康预期寿命，维护老年人的健康功能，提高老年人的健康水平。促进健康老龄化，则要从全周期维护不同人群健康、全方位干预影响健康因素、全社会共建健康支持环境❹。格伦·埃尔德等人提出生命历程理论的基本假设是：变动的生活改变生命的轨迹。一方面，个人时间的向前流动塑造了个体由生至死的不同生命阶段；另一方面，社会时间的向前流动构建了社会盛衰更替的各个历史时空❺。生命历程的研究视角关注个体生活、结构和社会变化之间的相互

---

❶ 邬沧萍，姜向群."健康老龄化"战略刍议 [J]. 中国社会科学，1996（5）：52 - 64.

❷ 邬沧萍，彭青云. 重新诠释"积极老龄化"的科学内涵 [J]. 中国社会工作，2018，（17）：28 - 29.

❸ 陆杰华，阮韵晨，张莉. 健康老龄化的中国方案探讨：内涵、主要障碍及其方略 [J]. 国家行政学院学报，2017，（5）：40 - 47.

❹ 国家卫生和计划生育委员会，等. 关于印发"十三五"健康老龄化规划的通知 [A/OL].（2017 - 03 - 17）[2018 - 09 - 12]. http://www.nhc.gov.cn/lljks/zcwj2/201703/86fd489301c64c46865bd98c29e217f2. shtml.

❺ Elder W G. The Life Course as Developmental Theory [J]. Child Development, 1998, 69（1）：1 - 12.

作用，强调受社会变迁影响的一系列生活事件随时间推移在个体生活中出现的先后顺序和转换的过程，以及这一过程对个体以后生活的影响❶。从生命历程理论出发，健康老龄化的过程即贯穿于个体生命始终的健康资本存量不断增加和消耗的过程，其本质是生命历程现象，最终结果为健康存量耗尽，个体完成一个健康生命周期。因此，健康老龄化不应只关注老年期，而应将生命早期的社会经济背景、所面临的风险与机会、健康习惯等一并纳入考虑范围，将健康维护关口前移到婴儿期甚至胎儿期，以实现生命全周期的健康老龄化。"将前老年期的健康保持到老年期，同时将前老年期的病苦消灭在前老年期，这才是健康老龄化的生命历程含义。"❷

1973 年，美国心理学家劳顿（M P Lawton）等人根据环境顺应假说（Environmental Docility Hypothesis）提出个人能力—环境压力模型（Competence – environmental Press Model）。该模型的基本假设是：对老年人来说，存在一个能力与环境的最佳组合，使其行为功能和情感功能得到最大限度的发挥。在个人能力—环境压力模型中，横轴表示环境压力，即环境对人在身体与心理等方面的要求，如对老年人步行的行动力要求，纵轴表示个体的能力，如行动力、认知力等，二者构成个体在环境中的适应性区间（如图 2 - 1 所示）。中线两侧为适应良好区，表示老年人在行为和情感方面的功能得到良好的发挥；良好区左侧表示环境压力过低，老年人易产生枯燥乏味的感觉；良好区右侧表示环境压力过高，老年人易产生不适和焦虑等感觉。从个人能力—环境压力模型的视角出发，健康老龄化的另外一个重要议题是社会能否为老年人提供一个适合的支持性环境，以增加老年人的健康余寿，减少其带病生存期。例如，作为环境的基本单位，家庭应当为老年人的健康生活提供基本物质

---

❶　胡薇. 累积的异质性生命历程视角下的老年人分化［J］. 社会，2009（2）：112 - 130.

❷　穆光宗. 不分年龄、人人健康：增龄视角下的健康老龄化［J］. 人口与发展，2018（1）：11 - 13.

保障（如食物、住房等），为老年人的健康维护提供重要支持（如经济支持、生活照料、情感慰藉等），更为关键的是，这些保障与支持需要契合老年人的个人能力与需求。

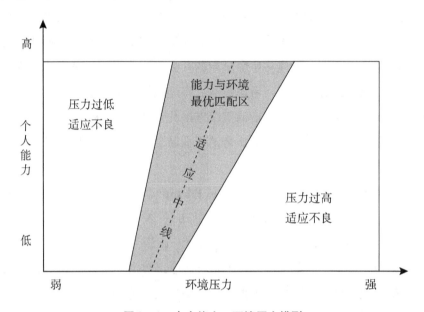

图 2 - 1　个人能力—环境压力模型

四、更系统地看待老年人的健康问题和照护需求

健康是老年人生活质量诸多因素中的重中之重。对老年人健康的认识和评估是衡量其生活质量并提供相应照护服务的基础。而评估又必须建立在对老年人健康内涵和理念的理解上。人们对健康的认识经历了从"没有疾病"到"一种躯体、心理和社会的完整状态，而不仅仅是没有疾病或虚弱"，直至"健康是老年人能够完成他们认为重要的事情所具备的根本属性和整体属性"❶。健康内涵的演进表明不能再狭隘地把老年人的健康定义为没有疾病，而应该从多维度、从对重要生活内容影响的功能和结果的角度来看待老年人的健康。

---

❶　世界卫生组织．关于老龄化与健康的全球报告［R］. 2016：12 - 13.

　　但对老年人来说，如何区分他们是健康还是不健康，很难提出一个标准。例如，如果把没有疾病作为一个绝对标准，那么绝大多数老年人都处于不健康状态，因为他们大多患有一种甚至多种疾病，但有的疾病并未对其日常生活带来很大影响，其仍然能够独立生活甚至有较高生活质量。世界卫生组织采用了疾病、寿命、日常生活自理能力、工具性日常生活自理能力、心理健康等指标来衡量老年人的健康状态。而对老年人功能发挥明显缺失和照护依赖的考量则主要采用日常生活活动能力量表。

　　老年人的健康质量是基于身心健康多方面条件形成的综合结果，需要从多个维度去测评，只侧重身体或心理的单一维度评估是不够的；此外，客观身体心理状况的评估固然不可缺少，但多方面的健康水平最终会综合起来形成老年人的总体健康评价。一般而言，慢性疾病患病情况、躯体功能情况（日常生活自理能力、工具性日常生活自理能力）、心理健康水平（认知能力水平、抑郁水平、应对方式、社会适应）、主观健康评定等是衡量老年人健康水平的常用指标。

　　就照护服务而言，照护服务是需要日常生活活动帮助的人所需的一系列服务，是社会照护和医疗照顾相结合、正式支持和非正式支持相结合的一种公共服务。老年人照护需求是指因为存在一定程度且持续的内在能力缺失或有相应能力丧失风险，为维持一定水平功能发挥而产生的对正式和非正式服务支持的依赖程度❶。常采用衡量失能的标准如基本生活自理能力、工具性生活自理能力等来代表老年人的照护需求❷。根据"健康老龄化"中关于发展和维护老年健康生活所需的内在能力和功能发挥的过程这一基本目标，应从健康照料、日常生活照料及支持环境建设三方面去看待老年人的照护服务。对老年人照护需求的评估不仅

　　❶　杜鹏，董亭月. 促进健康老龄化：理念变革与政策创新［J］. 老龄科学研究，2015（12）.

　　❷　Verbrugge L M，Jette A M. The Disablement Process ［J］. Social Science & Medicine，1994（38）：1 – 14.

要评估个体的功能能力，还要关注个体在一定环境下的功能发挥，是包含个体生理需要与社会服务需求的综合评估概念。

而 Lawton 等提出的功能结构理论把个体的功能视为一系列具有层次结构的活动领域，各项功能的丧失存在一定次序性和关联性。在照护需求评估过程中，要对个体需求层次进行归类，尊重个体差异性和自主性❶。人口特征、失能状况、经济条件等被认为是影响老年人对照护服务使用的因素❷。但也有研究指出，应充分考量中国文化传统、家庭和谐及社区服务供给情况在老年人选择照护服务时的作用❸。

实施健康中国战略、发展老年照护服务已成为新时代我国积极应对老龄化挑战的重要举措。但老年照护服务体系的发展与完善必须建立在了解老年人健康状况和照护需求的基础上。本书在后续章节中将进一步采用调查数据对老年人的健康状况与照护需求进行实证分析。

五、为老年人提供的长期照护服务

（一）什么是长期照料护理？

什么是长期照料护理（Long – term Care，LTC，通常简称长期照护）？要对长期照料护理进行定义并不容易。国内外对长期照料护理的定义有多种，如长期护理是由正式的、非正式的提供者为生活长期无法自理的个体提供的一系列服务和支持，关注点在于尽可能地帮助个体在生活无法自理时提升功能、维持以往的生活模式。而世界卫生组织的最新定义为：由他人采取的活动，其目的是确保存在严重且持续的内在能力丧失或有相应风险者维持一定水平的功能发挥，以使其获得基本权

---

❶ Lawton M P, Moss M, Fulcomer M, et al. A Research and Service Oriented Multilevel Assessment Instrument ［J］. Journal of Gerontology, 1982, 37（1）: 91 – 99.

❷ 初炜，胡冬梅，宋桂荣，孔祥金，吴云红. 老年人群养老需求及其影响因素调查分析 ［J］. 中国卫生事业管理，2007（12）: 836 – 838.

❸ 彭希哲，宋靓珺，黄剑焜. 中国失能老人长期照护服务使用的影响因素分析——基于安德森健康行为模型的实证研究 ［J］. 人口研究，2017（4）: 46 – 59.

利、根本的自由和人格尊严。

老年长期照护服务的本质是通过医疗卫生服务体系和养老服务体系的有机结合，为失能、部分失能老年人提供所需的医疗护理和生活照料，以及康复、临终关怀等系列服务。

对于长期照护的理解还应当区分急症护理和长期照护的关系。一般而言，疾病突发或程度加剧时，人们往往最需要的是医疗处理、初级护理或急症护理。即使是平时接受长期照护的人，生病时也需要初级或急症护理。但由于在现实中，特别是医院等环境中，护理服务设施很有可能是通用的，长期护理与急症护理等各种医疗护理的界限可能并没有严格区分。此外，随着护理康复设施设备的普及和提升，过去仅在医院内提供的急症护理及专业化的康复技术也逐渐在更多的护理机构中得到应用。

（二）老年长期照护的目标与意义

对有照护需求的老年人而言，长期照护的目标设定不同，服务的提供内容、标准等也就相应地会有差别。老年长期照护的目标可分为微观、中观和宏观三个层面。

微观层面的目标是满足失能老年人对日常生活照料和康复护理的需求，确保丧失活动能力的老年人仍然能够有尊严地生活；中观层面的目标是保证社会所有成员获得公平的福利水平，包括被照护的老年人和他们的照护者；宏观层面的目标是保持社会凝聚力，推动实现健康老龄化。从更广泛长远的目标来看，长期照护不仅仅局限于满足老年人对照护服务的需求，还涉及如何兼顾、平衡照护提供者以及整个社会成员的利益。可见，长期照护是健康老龄化能否实现的关键因素。

关于老年长期照护的意义和价值，最直接的体现首先是解决因生活自理能力受损或残障造成的生活障碍，维持老年人生存和生命延续的基本需求，这既是最基础的照护价值所在，也是对照护服务的最本质要求。对生活无法自理的老年人而言，长期护理提供的帮助及支持在一定程度上弥补了他们在生理及心理功能方面的缺失，使他们尽可能地独立生活。

长期照护的意义还在于通过提供必需的帮助和服务，满足被照护者及其家庭成员等对情感关怀、社会福利、归属感、爱等情感、精神层面及社会层面的需求，是社会公平和社会发展终极目标的内容之一。对家庭成员而言，在长期照料老年人的过程中，如果没有获得长期照护支持，家人特别是配偶和儿女所承担的照护责任是比较高的，照护压力通常也比较大。而获得家庭之外的长期照护服务后，就能够缓冲家庭照料者的压力和负担，所以说家庭成员同样是长期照护的受益人。

此外，长期照护的价值还在于通过为社会成员中有照护需求的群体提供服务与支持、解决家庭和社会的问题、加强社会凝聚与协调。

（三）长期照护的主要服务内容

老年人的照护服务主要包括针对老年人的供养和生活照料、医疗保健和康复、教育、社会参与以及文体娱乐和其他方面的服务❶。长期照护服务的主要针对人群通常是因失能、失智或残障而导致的日常生活自理能力缺失者。这些生活自理能力缺失的人往往需要的是较长时间的他人帮助或照料。由于自理能力受损的程度不同、受损内容不同，对照护服务的需求程度和内容也会有差异。一般来说，对需要长期照护的人来说，他们所需的服务和支持主要包括：

①对人们维持日常生活必需的基本活动提供协助（Activities of Daily Living，ADLs），包括进食、洗澡、上厕所、移动身体、穿衣等内容。

②对日常生活中基本的工具性活动提供帮助（Instrumental Activities of Daily Living，IADLs），包括做饭、洗衣、购物、打电话、处理财务等内容。

③提供辅助设施（拐杖、轮椅等）、技术支持（如老年人有困难时

---

❶ 裴晓梅，房莉杰. 老年长期照护导论 [M]. 北京：社会科学文献出版社，2010：27.

通过紧急预警系统来提醒家人或其他人）等。

④环境和设施改造如房屋整修、无障碍设施等。

（四）长期照护资金

为了保证失能老年人能够获得稳定的长期照护服务，许多国家陆续建立了长期照护制度，从资金和照护服务资源上为失能者及其家庭提供保障。除了主要由国家提供资金的救济型和普惠型长期照护制度之外，以互助共济方式筹集资金的长期护理保险制度在满足失能老年人照料需求方面的有效性已经被越来越多的国家和地区的实践经验所证实❶。

长期护理保险是指为那些因老龄、疾病或伤残导致丧失日常生活能力而需要入住专门的护理机构，接受长期的康复和支持护理，或在家中接受他人护理时发生的各种费用予以补偿的一种保险❷。从目前长期护理保险在欧美国家和日本、韩国等国家实施的经验来看，长期护理保险制度为失能老年人家庭提供支持的方式不仅是现金支付，许多国家采取提供服务的实物支持方式，或者是根据失能者的情况进行灵活选择。因此，OECD 将长期护理保险界定为，旨在为日常生活能力不能自理的人群提供长期护理服务或者费用补偿的保险。长期护理保险不仅可以提供资金补偿，还能以实物方式兑现保险责任❸。

（五）长期照护的机构与场所

广泛意义上的开展长期照护的场所包括家庭、辅助护理机构、医院、护理院，以及各类养老机构等。但专业化的、以提供长期照护服务为主要职责和内容的机构则主要指那些具有明确服务对象和范围的照护机构。通常提供长期照护的机构或场所有以下四种。

---

❶ 施巍巍. 发达国家老年人长期照护制度研究 [M]. 北京：知识产权出版社，2012：50 - 51.

❷ 张恺悌，孙陆军，等. 全国城乡失能老年人状况研究 [J]. 残疾人研究，2011（2）：11 - 16.

❸ Organization for Economic Cooperation and Development. Long Term Care for Older People [R]. Paris：OECD, 2005.

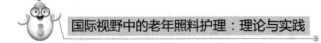

①护理院（nursing home）。护理院是专门为失能需要照料者提供专业化的护理机构。护理院中既有能够提供综合性照料护理康复服务的护理机构，也有针对特定人群而开展护理服务的专门机构，如痴呆症护理院、阿尔茨海默病护理院等。

②居所服务（residential care）。居所服务（或称住所服务）是围绕住家者开展护理的一种服务形式，是非机构式的长期护理。是老年人不需要或不愿意进入护理院但在家中又无法保持独立性且生活存在障碍时的一种选择。因此，围绕老年人居所而进行的护理常被认为是由家庭到护理院的过渡形式。居所服务的形式可以是照护接受者在社区附近的小型机构集体居住获得，也可以在家中居住获得。

③辅助生活设施（assisted living）。辅助生活设施主要是提供个人护理或主要满足于基本日常生活活动需求的护理服务。老年人是辅助生活设施的主要服务对象。提供的服务内容通常包括：24 小时看护、做家务、餐食服务、协助洗澡、穿衣或帮助用药等。

④日间照护中心（day – care centre）。日间照护中心是住家老年人获得护理的另一种形式。这种由日间照护机构提供的服务主要包括：有针对性的治疗和康复活动、个人护理服务、饮食、健康检测、社会服务、交通、药物管理、应对紧急情况及对家庭照护者给予支持等。

机构和场所的重要性对于护理质量至关重要，这是由于被护理的老年人所居住的环境（包括自然环境、物理环境和社会环境的质量）会对个体的功能、独立性以及生活质量有很大影响。但现实中，常常由于居住场所的条件限制、人们对被照护老年人需求的认识不足等原因而造成住所的质量很少被关注，即便是在一些专业护理机构中，照护环境也类似于医院环境，入住其中的需要长时间居住在此的老年人多方面的需求如对类似于居家环境的需求、舒适便捷的需求、个性化的需求、隐私的需求等考虑还不够周全。

对那些居住在家里而行动却有障碍的老年人，住所的物理环境质量则影响甚至决定他们是否继续居住在自己家里的选择。因而，要根据老年人残疾或身心受损功能情况对房屋、居家环境进行重新装修，如在浴室加装扶手、以斜坡代替楼梯、降低洗手池、橱柜高度等，消除老年人在日常生活中的不便甚至障碍，使其能够独立完成盥洗、如厕、烹饪等基本生活活动，从而更长久地居住在自己家中。

随着人们对照护质量的要求提升，在国内外许多护理院、照护机构等也在不断改进物理环境和人文环境，无障碍、舒适、宜居、个性化的居家环境打造和机构环境改造日益受到重视，并成为长期照护的内容之一。按照新健康老龄化理念，在一些情况下，通过环境改造，能够有效帮助失能或残疾老年人尽可能地维持其生活独立性，减少对他人的依赖，是更高层次照护目标的体现。

第三章　中国老年人健康状况与照护需求

对老年人健康的认识和评估是开展老年人照护服务的基础。失能、失智以及患有慢性病的老年人是需要得到长期照护的主要人群。因此，本章将根据调查数据重点对丧失及部分丧失日常生活自理能力的老年人（失能老年人）、以老年痴呆症为主的失智老年人、患慢性病的老年人数量和构成等进行分析，以了解中国老年人对照护服务的需求状况。

一、失能与部分失能状况

对老年人失能状况的评估工具通常采用日常生活活动能力量表。生活自理能力（Activities of Daily Living，ADL）分为基本日常生活自理能力（Basic Activities of Daily Living，BADL）和工具性日常生活自理能力（Instrumental Activities of Daily Living，IADL）两部分。基本日常生活自理能力是指人们为独立生活而每天必须完成的、维持正常生活最基本的躯体活动，如洗澡、进食、梳洗、穿衣、上下床、上厕所、大小便控制等，反映了最基本的独立程度和自我照顾能力。工具性生活自理能力是个人应付其环境所需的适应性活动或任务，如购物、做饭、理财、使用交通工具、打电话等。虽然这些活动不是维持基本生存所必须进行的，但也能够反映出个体的独立生活能力和对他人帮助支持的需求程度。

近几年，国家有关部门对失能老年人数量进行了统计，数据可信度及代表性较高，如根据 2010 年、2015 年中国城乡老年人口状况调查数据，发现 2010 年我国 60 岁以上失能老年人占总体老年人的 6.25%❶，2015 年中国城乡在家居住的老年人中有 4.2% 为失能老年人，其中 1.3% 为重度失能、0.5% 中度失能、2.4% 轻度失能❷。关于失能老年人口的发展趋势，《国家应对人口老龄化战略研究总报告》显示，2010 年我国失能老年人已达 3300 万，到 2030 年及 2050 年我国的失能老年人将分别达到 6168 万和 9750 万❸。由于在不同调查中测算自理能力所使用的指标不同或失能等级划分不同，调查结果之间有一定差异。

2016 年中国老年社会追踪调查采用分层多阶段的概率抽样方法对我国 28 个省份的 11494 个老年人进行了抽样调查❹。本章采用 KATZ ADL 量表评估老年人基础性日常生活活动能力，包括洗澡、穿衣、上厕所、转移、控制大小便和吃饭六项，并按照 A～G 七个等级划分评估结果，详见表 3 - 1。进一步采用《老年学百科全书》（2007 年版）中修订版的 IADL 量表，对老年人使用电话、使用交通工具、购物、做饭、做家务、药物使用和财务管理七个项目的工具性日常生活能力做出评估，并对每项 IADL 的受损情况进行统计。其中 ADL 量表的 Cronbach α 系数为 0.89，IADL 量表的 Cronbach α 系数为 0.89。

---

❶ 景跃军，李元. 中国失能老年人构成及长期护理需求分析 [J]. 人口学刊，2014，36（2）：55 - 63.

❷ 党俊武. 中国城乡老年人生活状况调查报告（2018）[M]. 北京：社会科学文献出版社，2018：142.

❸ 李志宏. 国家应对人口老龄化战略研究总报告 [J]. 老龄科学研究，2015（3）：4 - 38.

❹ 中国老年社会追踪调查（China Longitudinal Aging Social Survey，简称 CLASS 调查）是由中国人民大学老年学研究所组织、中国调查与数据中心负责具体执行的一项全国性老年大型社会调查项目。2016 年调查采用分层多阶段的概率抽样方法，选定县级区域（包括县、县级市、区）作为初级抽样单位，村/居委会作为次级抽样单位，对我国 28 个省份（不包括香港、台湾、澳门、海南、新疆和西藏）的老年人进行抽样调查。在对数据进行清理后，按户口划分共获得 11494 个（城市 5478、农村 6016）老年人的相关信息。

表 3 – 1　KATZ ADL 等级划分

ADL 等级	受损项目
A 级	无受损
B 级	仅有一项
C 级	洗澡和其他任意一项
D 级	洗澡、穿衣和其他任意一项
E 级	洗澡、穿衣、上厕所和其他任意一项
F 级	洗澡、穿衣、上厕所、转移和其他任意一项
G 级	完全受损
其他	两项及以上失能，但不属于 C、D、E、F 级

资料来源：Katz S, Ford A B, Moskowitz R W, et al. Studies of Illness in the Aged, The Index of ADL：A Standardized Measure of Biological and Psychosocial Function [J]. The Journal of the American Medical Association, 1963：185.

根据 2016 年 CLASS 调查，被调查老年人中各类人群、各等级的基础性日常生活活动能力分布构成情况详见表 3 – 2。ADL 等级为 A 的老年人占老年人总体的 87.51%，等级为 B ~ G 的老年人占比之和为 12.48%，仅有一项失能的 B 等级老年人比例为 7.86%、洗澡和其他任意一项受损的 C 级占 1.58%，在洗澡穿衣受损基础上逐项增加其他受损项的 D、E、F 等级分别为 0.53%、0.41%、0.71%，六项全部受损的 G 等级老年人占 1.39%。

按照 ADL 受损项目来分析，被调查老年人中 8.38% 的人不能独立洗澡，4.58% 的老年人不能独立穿衣，3.58% 的老年人不能独立如厕，3.39% 的老年人不能独立进行床椅之间的移动，6.91% 的老年人不能控制大小便，3.49% 的老年人不能独立吃饭。农村均高于城市；男性老年人吃饭的受损率高于女性老年人；而所有六项的受损率在老年人中均呈现随年龄增长不断上升的趋势，特别是在 85 岁以上的高龄老年人中，不能独立完成洗澡者达到 28.82%，不能控制大小便的达到 19.15%，不能独立穿衣的也占到 17.79%。

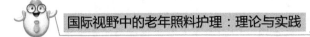

表3-2 不同社会人口特征下中国老年人基础性日常生活活动能力状况

（%）

类型	城乡		性别		年龄组						总体
受损项目及级别	农村	城镇	男性	女性	60~64岁	65~69岁	70~74岁	75~79岁	80~84岁	85岁+	
ADL等级 A级	86.22	89.14	88.59	86.38	94.58	91.49	87.57	80.07	76.58	64.4	87.51
B级	8.64	6.87	7.16	8.59	4	6.36	8.23	12.39	13.1	14.8	7.86
C级	1.71	1.42	1.49	1.68	0.41	0.73	1.58	2.91	3.33	6.4	1.58
D级	0.67	0.36	0.52	0.55	0.24	0.24	0.74	0.62	1.22	1.6	0.53
E级	0.45	0.36	0.29	0.54	0.17	0.17	0.35	0.35	0.78	3	0.41
F级	0.84	0.55	0.68	0.75	0.24	0.28	0.39	1.38	1.55	3.8	0.71
G级	1.46	1.29	1.27	1.51	0.35	0.73	1.13	2.28	3.44	6	1.39
Pearson chi2	23.40***		14.20*		757.48***						
ADL受损项目 洗澡	8.94	7.68	7.61	9.18	2.78	3.95	8.00	14.77	19.16	28.82	8.38
穿衣	5.09	3.93	4.31	4.86	1.99	2.44	4.12	6.68	9.74	17.79	4.58
如厕	3.90	3.18	3.11	4.07	1.10	1.75	3.01	5.80	8.01	15.86	3.58
床椅移动	3.58	3.14	2.98	3.81	1.17	1.48	3.25	6.20	6.71	13.15	3.39
控制大小便	7.58	6.07	6.34	7.50	3.02	5.40	6.79	10.72	11.26	19.15	6.91
吃饭	3.75	3.16	3.42	3.56	1.22	1.20	1.75	3.06	6.14	7.68	3.49

资料来源：2016年中国老年社会追踪调查。

注：$***P<0.001$，$**P<0.01$，$*P<0.05$，下同。

从城乡差别来看，农村老年人的基础性日常生活活动能力显著地低于城镇老年人，这从两方面表现出来：一方面，农村老年人 ADL 等级为 A 的占比低于城镇老年人，等级为 G 的占比高于城镇老年人；另一方面，农村老年人各项 ADL 受损率均高于城镇老年人。从性别差异来看，男性老年人日常生活活动能力显著高于女性：在 ADL 等级方面，A级的男性占比更高，G 级的男性占比更低；在 ADL 受损项目方面，6 项男性受损率均低于女性。分年龄组来看，年龄组别越大，ADL 失能率越高，各项目均呈现此特点。

IADL 测量结果显示（见表 3－3），2016 年 IADL 能力完好的老年人占中国老年人总体的 72.83%，而能力受损的老年人占比为 27.17%。从结果来看，我国老年人的 IADL 受损率高于 ADL 受损率，其 1~7 项失能的分别为 11.68%、4.47%、2.59%、1.98%、2.03%、1.89%、2.54%。

分 IADL 项目看，14.96% 的老年人不能独立使用电话，13.00% 的老年人不能独立使用交通工具，11.84% 的老年人不能独立购物，10.51% 的老年人不能独立做饭，10.87% 的老年人不能独立做家务，5.60% 的老年人不能独立使用药物，8.79% 的老年人不能独立管理财务。尽管在这些项目上受限的老年人可能并非出于"内在能力"受损，很有可能是环境或条件的局限所致如没有电话或交通工具可用，但结果同样限制了他们的"功能能力"。

从城乡差别来看，农村老年人的 IADL 失能率高于城镇老年人。城镇老年人各项目 IADL 受损率均低于农村老年人。由于 IADL 能力不仅与老年人的躯体、心智能力有关，还与外部的相关工具或资源拥有与否有关，如电话、交通工具，因此农村老年人 IADL 失能率高一定程度上还与其日常生活中所参与的工具性活动少有关系，也反映出我国农村老年人家庭或社区基础设施、公共资源相对匮乏的现状。比较男性和女性老年人的差异发现：从 IADL 失能项目看，除了做饭一项，男性老年人失能率均低于女性老年人。这一结果可能与男性老年人总体受教育程度、社会经济活动参与更高有关。中国传统的家庭人力资本投资存在

表3-3 中国不同类型老年人工具性日常生活活动能力状况

(%)

类型	城乡		性别		年龄组						总体
失能项目及数量	农村	城镇	男性	女性	60~64岁	65~69岁	70~74岁	75~79岁	80~84岁	85岁+	
IADL失能项目数 0项	67.82	79.15	74.94	70.63	85.62	81.48	71.68	59.41	49.35	37.14	72.83
1项	14.36	8.29	10.56	12.84	8.82	10.48	12.46	14.77	16.34	14.12	11.68
2项	5.19	3.56	4.29	4.66	2.47	3.06	5.92	6.81	6.71	7.16	4.47
3项	2.97	2.11	2.47	2.71	1.06	1.27	2.76	3.98	6.49	6.96	2.59
4项	2.16	1.76	1.74	2.22	0.58	1.24	1.75	4.11	4	5.22	1.98
5项	2.11	1.93	1.87	2.19	0.55	1.03	1.99	3.71	4.11	7.54	2.03
6项	2.45	1.17	1.82	1.96	0.41	0.62	1.36	3.3	5.41	9.09	1.89
7项	2.95	2.03	2.31	2.79	0.48	0.82	2.09	3.91	7.58	12.77	2.54
Pearson chi2	189.28***		27.58***		1.5e+03***						
IADL失能项目 使用电话	20.06	8.52	12.48	17.53	6.76	9.18	14.40	22.93	32.36	41.97	14.96
使用交通工具	15.42	9.94	11.39	14.67	4.57	7.04	12.61	21.78	29.76	40.43	13.00
购物	13.40	9.88	10.99	12.72	3.81	5.84	11.45	19.96	27.60	41.01	11.84
做饭	11.54	9.21	11.10	9.90	3.57	4.78	10.48	17.26	24.13	38.30	10.51
做家务	11.14	10.53	10.78	10.97	3.95	5.50	9.65	18.14	25.11	38.68	10.87
药物使用	6.17	4.88	5.32	5.88	2.13	2.75	5.48	8.90	12.12	20.50	5.60
财务管理	10.45	6.70	7.87	9.75	3.09	4.91	8.20	13.55	20.24	30.95	8.79

资料来源：2016年中国老年社会追踪调查。

明显的男孩偏好，男性由于接受了更好的教育，所积累的晶体智力明显高于女性，因此 IADL 测试水平更好❶。分年龄组来看，年龄越高，IADL 失能率越高，各项目均呈现此特点。

　　图3－1 显示了不同年龄老年人的 ADL 与 IADL 失能率。其中，ADL 失能率呈现三阶段分布：第一阶段为 60～69 岁，老年人 ADL 失能率缓步上升，由 7.77% 逐步上升至 9.65%；第二阶段为 69～79 岁，ADL 失能率由 9.65% 快速攀升至 23.70%，增幅高达 14 个百分点；第三阶段为 79 岁以后，由于受样本量的限制，老年人 ADL 失能率呈现波动上升的态势。IADL 失能率的线性特征与 ADL 基本类似，但是由于 IADL 所反映的身体和认知能力比 ADL 更为高级，独立完成 IADL 中的有些项目不但要具备基本的躯体功能，还要求有一定的认知或习得能力，如财务管理、使用交通工具等，因此 IADL 相对于 ADL 来说不能独立完成的可能性会更大，IADL 失能率折线大体上平行于 ADL 失能折线的上方，此规律在国外数据中也有所呈现❷。

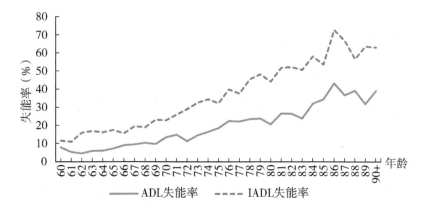

图3－1　分年龄中国老年人 ADL 与 IADL 失能率

资料来源：2016 年中国老年社会追踪调查。

❶　温兴祥. 中老年人生活自理能力的性别差异之谜［J］. 人口研究，2017 (3)：76－86.

❷　Munich Center for the Economics of Aging. Survey of Health，Ageing and Retirement in Europe（SHARE）［EB/OL］.（2013－3－28）［2019－3－24］. http：//www. share－project. org/home0/wave－4. html.

二、失智状况与心理健康水平

失智是导致老年人生活质量下降并对长期照护产生依赖的重要原因。由于失智症带病生存期长至 4 ~ 8 年，且致残率高，其治疗与照护成本高昂[1]。2015 年年底中国 60 岁及以上失智老年人已达到 950 万，是世界上失智老年人口最多的国家[2]。随着人口老龄化进程的加快，失智老年人数还将快速增长，预计到 2030 年，中国 60 岁及以上失智老年人将达到 1645 万[3]。在失智老年人口规模持续增长且对长期照护的资金、机构、人力、技术、文化等各方面带来广泛影响的情况下，如何应对失智老年人数量增加带来照料护理压力将是我国要面对的重大挑战。

认知水平、抑郁水平是衡量老年人心理健康的主要指标。我们以 2016 年中国老年社会追踪调查数据为基础，采用简易精神状态量表（MMSE）来测量老年人的认知能力情况。该表能够比较简洁全面、准确地反映人们的智力状态及认知功能缺损程度。根据老年人的特点，对 MMSE 量表中的定向力、记忆力、注意力和计算能力、回忆力等方面进行测量，每个题项答对计 1 分，答错计 0 分，认知能力的得分范围从 0 分到 16 分，得分越高表明认知能力水平越高。结果见表 3 - 4。

表 3 - 4　不同社会人口特征下中国老年人的认知水平

类型	变量	N	M	SD	t/F
总体	—	10809	12.44	4.09	—
城乡	农村	6031	11.62	4.31	-23.85***
	城市	4778	13.46	3.54	

[1] Wang Y, Huang Y, Liu Z, et al. A five - year community based longitudinal survival study of dementia in Beijing, China: a 10/66 Dementia Research Group popula-tion - based study [J]. International Psychogeriatrics, 2010 (5).

[2] Alzheimer's Disease International. World Alzheimer Report 2015: The Global Impact of Dementia [R]. 2015.

[3] 李昂，等. 2010—2030 年中国老年期痴呆的预测 [J]. 中国老年学杂志，2015 (13): 3708 - 3711.

续表

类型 \ 变量		N	M	SD	t/F
性别	男	5503	12.80	3.85	9.39***
	女	5305	12.06	4.29	
年龄组	60~64 岁	2913	13.69	3.22	229.75***
	65~69 岁	2910	13.06	3.59	
	70~74 岁	2062	12.33	3.91	
	75~79 岁	1483	11.40	4.43	
	80~84 岁	924	10.36	4.75	
	85 岁及以上	517	9.01	5.27	

资料来源：2016 年中国老年社会追踪调查。

调查结果发现，我国老年人认知能力总体平均得分为 12.44 分，城市老年人 13.46 分，农村老年人 11.62 分，城市老年人的认知能力明显高于农村老年人。男性老年人 12.80 分，女性老年人 12.06 分，男性老年人的认知能力显著高于女性。随着年龄的增长，老年人认知能力的得分显著下降。

对于老年人心理健康的另一个指标——抑郁水平我们采用抑郁量表（CES - D）来测量。量表中的 9 个项目中有 3 项表示积极情绪情况（心情很好、日子过得不错、很多乐趣），2 项表示消极情绪情况（感觉孤单、心里难过），2 项表示情感边缘化情况（感觉没用、没事可做），还有 2 项表明躯体症状情况（食欲不振、睡眠问题）。被调查老年人在过去一周经历的每一个感受或症状频率计为 0（没有）、1（有时）、2（经常）。抑郁程度的得分范围从 0~18 分，得分越高表明抑郁的程度越高，详见表 3 - 5。2016 年 CLASS 调查的结果显示我国老年人的抑郁水平平均得分为 6.32 分，说明老年人的抑郁水平比较低。农村老年人的抑郁水平（6.69）要高于城市老年人的平均水平（5.92），女性老年人的抑郁水平（6.41）显著高于男性（6.23）。随着年龄增长，老年人的抑郁水平显著提高。

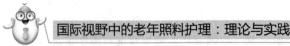
表3-5　不同社会人口特征下中国老年人的抑郁水平

类型	变量	N	M	SD	t/F
总体	—	9146	6.32	3.05	—
城乡	农村	4772	6.69	2.97	12.12***
	城市	4374	5.92	3.09	
性别	男	4715	6.23	3.06	-2.72**
	女	4431	6.41	3.04	
年龄组	60~64岁	2613	6.07	3.07	15.85***
	65~69岁	2529	6.14	3.03	
	70~74岁	1758	6.37	2.99	
	75~79岁	1201	6.65	3.11	
	80~84岁	698	6.83	2.97	
	85岁及以上	347	7.03	3.04	

资料来源：2016年中国老年社会追踪调查。

　　以往的相关研究还发现，不同年龄组的老年人认知能力、抑郁水平存在明显差异，随年龄增加认知能力下降而抑郁水平则逐渐上升，特别是相对于较低年龄的老年人，75岁以上老年人的认知功能显著降低，抑郁水平大幅增高❶。认知能力得分低的老年人面临较大的失智风险，对失智老年人照料服务的强度和难度更大。但我国现阶段对失智老人提供的专业化照料护理服务还很不完善。

　　随着人口高龄化程度的加剧，大力发展失智老年人的照护服务势在必行。以往研究还发现，老年人的自理能力对抑郁水平有重要的预测作用❷，老年人抑郁水平的增高很可能与生活自理能力的下降有紧密关系。因此，在为不能完全自理的老年人提供照料服务时，不仅要关注他们身体上的医疗和生活护理，还要重视这些老年人内在的心理与精神需求，缓解其孤独感，保持良好的心理状态，防止抑郁、痴呆等疾病的发生。

---

❶　孙鹃娟，冀云．中国老年人的照料需求评估及照料服务供给探讨 [J]．河北大学学报（哲学社会科学版），2017（5）：129-137.

❷　唐丹，姜凯迪．家庭支持与朋友支持对不同自理能力老年人抑郁水平的影响 [J]．心理与行为研究，2015（1）：65-69.

三、慢性疾病与健康自评

慢性病是导致老年人身体健康水平和自理能力下降的主要导因，需要长期照护的老年人往往都患有一种甚至多种慢性疾病。2016 年中国老年社会追踪调查结果表明被调查的 60 岁及以上老年人中患有慢性病的老年人为 56.82%，城市和农村的老年人慢性病患病率基本相当，分别为 56.41% 和 57.20%。在患慢性病的老年人中又以患高血压、心脏病/冠心病、颈/腰椎病、关节炎、糖尿病为主，这几种慢性疾病的患病率分别高达 50.95%、22.22%、22.08%、22.65%、11.46%，城市老年人患高血压、糖尿病、心脏病/冠心病的比例高于农村老年人，而农村老年人颈/腰椎病、关节炎的患病率高于城市老年人。尽管慢性病并不必然导致患病老年人失能及产生长期照护需求，但慢性病往往会加大失能、半失能的风险，此外，有的患慢性病的老年人尤其是高龄老年人即使独立生活能力未完全受损，但也需要在生活中得到一定程度的协助或照顾。

健康自评是老年人对自身健康水平的一个综合感受结果，认为自己"很不健康"的老年人往往对他人照料服务的需求也比较强烈。2016 年的调查发现（见表 3-6），我国自评"很不健康"和"比较不健康"的老年人分别占 3.66%、15.11%，二者合计为 18.77%，即近两成的老年人自评健康状况不佳。农村老年人中自评比较不健康和很不健康的比例达到 22.34%，远高于城市老年人。

表 3-6　2016 年中国分城乡老年人主要慢性病患病率和自评健康状况 （%）

类型 ＼ 区域		城市	农村	总体
主要慢性病患病率（%）	高血压	55.25	47.07	50.95
	心脏病/冠心病	23.95	21.07	22.22
	颈/腰椎病	19.15	24.72	22.08
	关节炎	16.43	24.45	22.65
	糖尿病	19.32	10.94	11.46
	其他慢性病	5.28	6.63	5.99

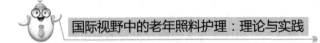

续表

类型 \ 区域		城市	农村	总体
自评健康（%）	很健康	9.13	8.07	8.58
	比较健康	42.96	31.96	37.20
	一般	33.04	37.63	35.44
	比较不健康	12.22	17.75	15.11
	很不健康	2.65	4.59	3.66

资料来源：2016年中国老年社会追踪调查。

四、老年人长期照护需求综合指数

将上述老年人的日常生活能力、认知与心理健康水平、健康自评通过主成分分析生成一个老年人长期照护综合指数（也称虚弱指数），可以更加直观地反映不同老年人群体的需求差异，经过处理后，该变量的取值介于0~1，数值越小，表示健康状况越好，长期照护需求越小。表3-7提供了城乡不同类别老年人的虚弱指数和相关分析情况。通过交叉分析发现我国老年人与个人基本因素相关的虚弱指数呈现如下特点：随着年龄的增长，老年人虚弱度持续上升，但是相同年龄组别的农村老年人虚弱度始终高于城市老年人，年龄与虚弱的相关程度在城市老年人群中更高；男性老年人的虚弱状况总体而言比女性老年人好，性别与虚弱状况的相关分析具有统计学意义；无配偶的老年人相较于有配偶的老年人虚弱度更高。

总体上收入越低的老年人虚弱度越高，但是农村老年人的中高收入组虚弱程度最低，而且在中等收入组和中高收入组中，农村老年人虚弱程度要低于城市老年人。收入与虚弱的相关程度在农村老年人中更高，二者的相关分析具有统计学意义。

教育程度与虚弱状况的相关分析也显示二者之间具有统计学意义。总体而言，受教育程度越高的老年人虚弱指数越低，但在同一教育程度组别中，城市老年人虚弱指数均低于农村老年人。从社会支持与社会网

表 3－7　城市和农村不同类别老年人虚弱指数

类型		变量	城市老年人			农村老年人		
			均值（分）	标准差	相关系数	均值（分）	标准差	相关系数
基本因素	年龄	60~69 岁	0.17	0.09		0.21	0.09	
		70~79 岁	0.21	0.11	0.27***	0.25	0.11	0.24***
		80 岁及以上	0.26	0.13		0.29	0.13	
	性别	男	0.19	0.11	0.07***	0.22	0.11	0.09***
		女	0.21	0.11		0.24	0.11	
	婚姻	有配偶	0.19	0.10	0.20***	0.22	0.10	0.20***
		无配偶	0.23	0.12		0.27	0.12	
社会资本因素	收入	低收入组	0.25	0.13		0.26	0.12	
		中低收入组	0.22	0.12		0.24	0.11	
		中等收入组	0.21	0.10	-0.17***	0.208	0.09	-0.18***
		中高收入组	0.19	0.11		0.212	0.09	
		高收入组	0.18	0.10		0.20	0.09	

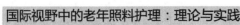
续表

类型	变量	城市老年人			农村老年人		
		均值（分）	标准差	相关系数	均值（分）	标准差	相关系数
社会资本因素	教育程度 文盲	0.24	0.12		0.26	0.11	
	小学	0.21	0.10		0.23	0.10	
	初中	0.19	0.10	−0.16***	0.207	0.10	−0.15***
	高中	0.18	0.11		0.212	0.12	
	大专及以上	0.18	0.10		0.22	0.11	
	社会支持网络 0～9分	0.22	0.12		0.25	0.11	
	10～19分	0.20	0.10	−0.08***	0.23	0.10	−0.11***
	20～29分	0.18	0.10		0.22	0.10	
	30分及以上	0.18	0.10		0.21	0.11	

资料来源：2016 年中国老年社会追踪调查。

注：***p＜0.001；**p＜0.01；*p＜0.05；＋p＜0.1。

络因素看，得分越高的老年人虚弱程度越低，且在同一组别中，城市老年人虚弱状况同样要优于农村老年人，社会支持网络与虚弱的相关分析具有统计学意义。

通过以上分析可知，城市老年人在健康自评、慢性病、日常生活自理能力、认知功能、心理情绪等方面的状况均优于农村老年人，其相应的虚弱指数得分也更低，表示城市老年人照护依赖率更低；在城市老年人中，高龄群体和文盲群体虚弱指数得分最高，而在农村老年人中，高龄群体、低收入群体和低社会支持网络群体虚弱指数得分最高，城乡重点照护人群存在差异；年龄与虚弱指数的相关系数在城市老年人中较大，收入与虚弱指数的相关系数在农村老年人中较大，表明随着年龄的提高，城市老年人照护依赖率上升幅度较大；而随着收入水平的提高农村老年人照护依赖率下降幅度较大。

五、老年人的主观长期照护需求

基于老年人身体、心理等健康和功能水平所做的评估能够反映老年人客观的照护需求状况，而老年人主观表达的照护需求则是自身在诸多因素共同作用下对照护的需求意愿。针对是否需要照护这一问题，2016年的调查结果表明：7.66%的老年人表示需要得到别人的照护，其余92.34%的老年人表示不需要照护；农村老年人需要照护的比例为8.08%，城市老年人需要照护的比例为7.19%。那么，对于主观表达需要照护的这些老年人而言，他们到底获得了怎样的照护服务？是谁在承担照料老年人的主要责任？

从表3-8可见，在居家且主观表示需要照护的中国老年人中，有18.96%的老年人没有人帮助，其余的主要是配偶（32.50%）、儿子（23.75%）、女儿（10.00%）等家庭成员提供照护，保姆、社区或机构工作者提供照护的比例为2.83%。城市老年人由保姆、社区或机构工作者照护的比例虽高于农村老年人，但也体现鲜明的由家庭成员来照护的特点，如何提高社会照护的供给水平来缓解家庭照护者的负担已是现实所趋。

表 3 − 8　　2016 年中国分城乡需要照护的老年人主要照护者　　　　（%）

主要照护者 ＼ 区域	城市	农村	总体
需要但是没有人帮助	15.23	21.81	18.86
配偶	31.98	32.92	32.50
儿子	24.37	23.25	23.75
儿媳	6.85	11.52	9.43
女儿	14.21	6.58	10.00
女婿	0.51	0.21	0.34
其他亲属或朋友	2.03	2.47	2.28
保姆、社区或机构工作者	4.82	1.24	2.83

资料来源：2016 年中国老年社会追踪调查。

第四章　中日韩老年人的家庭与
社会经济状况

  分析老年人的照护支持离不开对其所生活的家庭的了解。家庭是由婚姻、血缘或收养关系所组成的社会生活的基本单位❶。家庭具有重要的生物、经济、抚育、赡养、休息和精神满足的功能，家庭功能的有效发挥关系每个家庭成员的福利和幸福。它将个体与社会连接起来，对加入其中的家庭成员个体和它所构成的社会整体都具有重要作用。从社会学功能主义的观点来看，家庭的功能被概括为经济合作、性规则、情感和陪伴、社会化❷。对老年人来说，家庭是其获得社会支持的主要来源。家庭在老年人生活中具有难以被其他社会设置所替代的作用。家庭的支持是满足和支持老年人基本需求的一种非正式资源。简而言之家庭在养老中的功能主要体现在经济资助、生活照料、情感支持三个方面，很多情况下家庭成员对老年人的照料护理包含这三个方面的支持。社会对老年人的照护功能通常是弥补家庭照护能力的不足，或在家庭之外树立应对老年照护风险的屏障。

  从中日韩三国长期照护等制度和实践的发展历程来看，家庭照护资源的衰弱往往是驱使政府与社会加强照护支持的动因。因而本章将对中日韩老年人的家庭状况进行比较分析，并结合家庭中照顾老年人的照料

---

  ❶　中国大百科全书（社会学卷）［M］. 北京：中国大百科全书出版社，1991：102.

  ❷　戴维·波普诺. 社会学（第十版）［M］. 李强，等，译. 北京：中国人民大学出版社，2004：388－392.

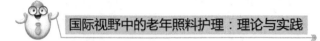

者状况、老年人的社会经济状况探讨这三个国家所面临的家庭照护情况如何，个人和家庭在面对照护压力时具备的资源条件怎样，以便为进一步研究照护制度等提供必要的前提和基础。

一、中日韩老年人的家庭状况

中国、日本和韩国同为东亚文化圈内的国家，同受儒家文化影响，同时也都面临或即将面临严重的老龄问题。但尽管如此，三国由于经济发展程度不同，人口老龄化所处的阶段也有差异，必然影响各国在应对老龄化方面的策略。老年人口基本家庭状况、居住方式以及养老责任观念等方面的差异都会影响三个国家老年人照顾模式的选择。因此，考察中日韩三国老年人口特征的差异对我国有选择性地借鉴日本和韩国的经验有现实意义。

（一）老年人的婚姻与家庭类型

老年人的婚姻状况、家庭户规模与人数等是衡量老年人基本家庭状况的重要指标。老年人的照护需求也因上述因素的差异而有所不同，其对社会保障提出的要求也会不同。因此，对中日韩这些老年人的人口学特征差异的考察、分析差异形成的原因并相互比较有利于我国借鉴其他国家的经验。

从婚姻状况上看，在中国第四次、第五次和第六次人口普查数据的分析结果（见表4-1）中可以发现，1990—2010年中国老年人未婚的比例略有增长，从1990年的1.31%增长至2010年的1.78%；有配偶老年人的增幅最为明显，从1990年的59.68%上升至2010年的70.55%，增幅达10.87个百分点。有配偶老年人比例的增长，意味着有更多老年人可以依靠配偶间的相互扶持安度晚年，即夫妻双方都有可能成为潜在的照料者。相对而言，20年间丧偶老年人的比重明显下降，从1990年的38.19%下降到2010年的26.89%，降幅达11.3个百分点。研究还发现，女性从60岁迈向70岁过程中面临的丧偶风险最大，男性65岁以上年龄组面临的丧偶风险最大❶。丧亲事件的发生对老年人的身心健康无疑会产生重大影响，对丧偶老年人的照料护理，不仅应关注生活照料与医养康复等问题，更应注重对其精神生活的关照，这也成为老年人照料护理过程中的一大难点。

表 4-1　1990 年、2000 年和 2010 年中国老年人婚姻状况的变化

年份 人数与比例 婚姻状况	1990		2000		2010	
	人数 （万人）	比例 （%）	人数 （万人）	比例 （%）	人数 （万人）	比例 （%）
未婚	127.31	1.31	212.17	1.66	313.68	1.78
有配偶	5787.47	59.68	8616.39	67.33	12459.03	70.55
丧偶	3703.58	38.19	3885.58	30.36	4747.92	26.89
离婚	78.61	0.81	84.26	0.66	138.08	0.78

　　资料来源：孙鹃娟. 中国老年人的婚姻状况与变化趋势——基于第六次人口普查数据的分析 [J]. 人口学刊, 2015, 37 (4)：77-85.

　　日本老年人的婚姻状况明显不同于中国老年人。日本 2000 年、2005 年和 2010 年三次人口调查结果表明，不同性别、年龄组老年人的婚姻状况存在较大差异，见表 4-2。从已婚老年人上看，2010 年日本 60~74 岁男性的已婚比例超过 80%，75 岁及以上高龄男性老年人的已婚比例也超过 78%。相反，日本女性老年人的已婚比例要低于男性老年人，75 岁及以上的高龄女性老年人的已婚比例仅为 32.8%。一方面，这与日本女性老年人预期寿命更长有关；另一方面，相关数据也表明日本 75 岁及以上高龄女性老年人的丧偶比例为 60.1%。由于男女在死亡率上的差异，日本社会面临更加严重的高龄女性老年人的照料压力。从未婚老年人上看，各年龄组中均有一定比例的未婚老年人，2010 年 60~64 岁未婚男性的比重为 10.3%、女性仅为 5.5%。同时 2000—2010 年，

---

　　❶ 孙鹃娟. 中国老年人的婚姻状况与变化趋势——基于第六次人口普查数据的分析 [J]. 人口学刊, 2015, 37 (4)：77-85.

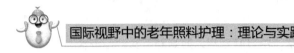

表 4 - 2 2000—2010 年日本老年人婚姻状况

(%)

性别	年龄组	未婚			已婚			丧偶			离婚		
		2000	2005	2010	2000	2005	2010	2000	2005	2010	2000	2005	2010
男性	60~64 岁	3.9	5.9	10.3	88.5	85.6	80.5	3.6	3.3	2.8	4.1	5.2	6.3
	65~69 岁	2.6	3.8	6.1	88.6	86.9	83.9	5.7	5.1	4.7	3.1	4.2	5.4
	70~74 岁	1.7	2.4	3.8	87.3	86.5	84.8	8.8	8.0	7.2	2.2	3.0	4.2
	75 岁 +	1.0	1.3	1.9	77.4	78.4	78.5	20.2	18.6	17.6	1.3	1.6	2.1
女性	60~64 岁	3.9	4.3	5.5	76.4	77.0	76.6	14.4	12.0	9.6	5.3	6.8	8.4
	65~69 岁	4.0	3.8	4.5	68.5	70.5	71.8	23.2	20.3	17.0	4.3	5.3	6.8
	70~74 岁	4.0	3.9	4.0	56.8	60.1	62.8	35.3	31.8	27.9	3.9	4.2	5.2
	75 岁 +	2.5	3.2	3.7	25.8	29.7	32.8	68.8	63.9	60.1	2.8	3.2	3.5

资料来源：Summary of the Results of Population Census of Japan 2010 (PDF) [R/OL]. [2020 - 03 - 18]. https://www.stat.go.jp/english/data/kokusei/2010/final_ en/pdf/summary. pdf.

日本男女两性未婚老年人的比重不断提升。这一趋势在中低龄男性老年人中表现得尤为明显。从丧偶老年人上看，2000—2010 年日本各年龄组老年人丧偶的比例有所下降，但女性老年人丧偶的比重高于男性的趋势仍较为明显。整体而言随着增龄，日本男性和女性老年人离婚呈现下降趋势。老年未婚以及高龄女性丧偶老年人的增多是日本老年人的照料护理不得不面对的现实问题，家庭成员在照料护理上的缺位将增添更多的社会照料压力。

囿于数据限制，相关资料仅公布了韩国 65 岁及以上老年人离婚、在婚的情况。从老年人的离婚状况上看，2000 年韩国 65 岁及以上的男性老年人中，每 10000 人的离婚数为 10.8，到 2013 年这一数值为 21.9。在女性老年人中，这一数值分别为 2.1 和 6.6❶。

家庭规模小型化、核心化是中日韩三国家庭结构变迁所面临的现实处境。从家庭户规模与类型上看，自 2000 年以来中国的家庭结构呈现核心家庭的比例明显下降、单人户显著上升的趋势❷。1982 年我国户均人口规模为 4.4 人，2010 年我国户均人口规模下降至 3.09 人。此外，中国家庭"老龄化"的现象也在不断加剧，主要表现为有老年人的家庭比重上升和家庭中老年人的比重增加。具体而言，2010 年我国大陆有 60 岁及以上和 65 岁及以上老年人的家庭数量分别为 1.23 亿户和 8803.6 万户，占全部家庭的 30.6% 和 21.9%，约三分之二的家庭户中有 1 个老年人❸。有老年人的家庭以及家庭中老年人的比重的提升，客观上提升了全社会对家庭养老的现实需求。如何满足家庭中老年人的医疗与养老服务需求，不仅对家庭成员的照料投入更对社会养老服务体系

---

❶　Statistics Korea. Population Aging［R/OL］.（2019 - 09 - 27）［2020 - 03 - 18］. http：//kostat. go. kr/portal/eng/pressReleases/11/3/index. board.

❷　王跃生. 中国城乡家庭结构变动分析——基于 2010 年人口普查数据［J］. 中国社会科学，2013（12）：60 - 77，205 - 206.

❸　彭希哲，胡湛. 当代中国家庭变迁与家庭政策重构［J］. 中国社会科学，2015（12）：113 - 132，207.

的构建提出了更高的要求。

日本与韩国的家庭户变迁与中国类似。1995—2010 年的 15 年（见表 4-3），日本平均家庭户规模从 1995 年的 2.82 降至 2010 年的 2.42。伴随着家庭户规模的小型化，日本一人户的比重由 1995 年的 25.6% 提升至 2010 年的 32.38%，提升了 6.78 个百分点。此外，二人户的比重 2010 年也比 1995 年提升了 4.29 个百分点。相对而言，三人户的比重始终保持在 18% 左右的水平，4 人及以上家庭户的比重则出现不同程度的下降。另外，从不同家庭类型上看，2008 年约有 41.2% 的日本家庭户中至少有一名 65 岁及以上的老年人并且其构成主要以老年独居和仅与配偶居住为主❶。

表 4-3　1995—2010 年日本家庭户规模　　　　　　　　　（%）

家庭户规模 ＼ 年份	1995	2000	2005	2010
1 人	25.60	27.55	29.47	32.38
2 人	22.96	25.05	26.55	27.25
3 人	18.52	18.80	18.74	18.17
4 人	18.85	16.91	15.71	14.39
5 人	8.00	6.76	5.80	4.96
6 人	3.90	3.09	2.46	1.90
7 人 +	2.16	1.66	1.27	0.95
平均	2.82	2.67	2.55	2.42

资料来源：Summary of the Results of Population Census of Japan 2010（PDF）［R/OL］.［2020 - 03 - 18］. https：//www. stat. go. jp/english/data/kokusei/2010/final_en/pdf/summary. pdf.

近年来，韩国也呈现出家庭规模小型化、核心化的特点。2005—

---

❶ Existing State and Trends of Elderly People and their Environment［R/OL］.［2020 - 03 - 18］. https：//www8. cao. go. jp/kourei/english/annualreport/2010/pdf/p6 - 8. pdf.

2010 年，韩国一代户（one‐generation households）占家庭户的比重从
16.2%上升至 17.5%，两代户（two‐generation households）的比重则从
55.4%下降至 51.3%。与此同时，韩国核心家庭的比重也从 2005 年的
65%降至 2010 年的 61.6%。这些趋势都表明韩国的家庭户类型正经历
快速的变革。从有老年人的家庭户上看，截至 2010 年年底韩国有 65 岁
及以上老年人的家庭户占比为 17.4%，相对于 2000 年的 11.95%和 2005
年的 15.2%已经有了明显增长❶。从户居规模上看，2010 年韩国的平均
家庭户规模为 2.69，与 2005 年的 2.88 相比略有下降。此外，2010 年
韩国一人户占比达 23.9%。在一人户中有 19.2%的年龄超过 70 岁，表
明韩国老年人中高龄独居的比例相对较高❷。

（二）居住方式

老年人的居住方式不仅体现了老年人选择"和谁住"，更与老年人
愿意由"谁来照料"密切相关。一般意义上，老年人与子女共同居住
体现了儒家文化传统下老年人的居住选择和对未来的照料期望。中日韩
三国在老年人口的居住方式上既有代际居住分离的共性，又有不同背景
下各自的特点。

从中国老年人的居住方式上看，我国老年人家庭的空巢化趋势明显，
并且空巢家庭中的独居户和夫妻户老年人呈现两极化倾向❸。"六普"结
果显示，老年人居住方式中仅由夫妻二人组成的空巢家庭占 28.88%，仅
有一个老年人单独居住的单身家庭占 9.42%。虽然与子女同住仍是老年人

❶ Statistics Korea. 2011 Statistics on the Aged［R/OL］.（2011 – 09 – 29）［2020 –
04 – 07］. http：//kostat. go. kr/portal/eng/pressReleases/1/index. board? bmode = read
&aSeq = 273390.

❷ Statistics Korea. Results of the 2010 Population and Housing Census［R/OL］.
（2011 – 07 – 20）［2020 – 04 – 07］. http：//kostat. go. kr/portal/eng/pressReleases/7/
1/index. board? bmode = read&bSeq = &aSeq = 273080&pageNo = 2&rowNum =
10&navCount = 10&currPg = &searchInfo = &sTarget = title&sTxt = .

❸ 孙鹃娟. 中国老年人的居住方式现状与变动特点——基于"六普"和"五
普"数据的分析［J］. 人口研究，2013（6）：35 – 42.

— 83 —

居住安排的最主要类型❶，但是代际居住分离趋势的存在必然影响对老年人的家庭照料。同时，老年独居比重的不断提升也会使对老年人照料的及时性受到影响。数据显示，2010 年我国 65 岁及以上独居老年人的占比为 12.5%，80 岁及以上独居老年人的占比达 17.5%。对于高龄独居老年人的照料护理理应是社会养老服务体系建设关注的重点问题。

从日本老年人的居住方式上看（见表 4-4），2010 年日本 42.6% 的家庭户至少有一名 65 岁及以上的老年人。在 65 岁的老年人中，一人户（one-person households）的比重由 1995 年的 17.3% 提升至 2010 年的 24.2%，增幅达 6.9 个百分点，表明老年独居已经成为日本老年人中较为常见的居住安排；1995—2010 年，日本老年夫妇（one-couple only households）的比重也呈递增趋势，从 1995 年的 24.4% 提升至 2010 年的 29.9%；值得注意的是，老年夫妇与未婚子女居住（parents with unmarried children）的比重也得到提升。相比于 1995 年的 12.9%，2010 年已经提升至 18.5%；传统的三代户（three-generation households）则出现了大幅下滑。1995—2010 年日本老年人中三代户的比重由 33.3% 下降至 16.2%，跌幅超过 50%，这也成为日本老年人居住方式变化中最为明显的特征之一。一人户、老年夫妇户以及老年夫妇与未婚子女居住的占比超过 72%，这种居住方式特点动摇了传统上依靠子女为主的照料方式的基础，使更多老年人通过寻求社会化照料来满足自身需求。

表 4-4　以家庭户划分的日本 65 岁及以上老年人居住方式　　　（%）

项目 \ 年份	1995	2000	2005	2010
一人户	17.3	19.7	22.0	24.2
老年夫妇	24.4	27.1	29.2	29.9
老年夫妇与未婚子女	12.9	14.5	16.2	18.5

❶ 彭希哲，胡湛. 当代中国家庭变迁与家庭政策重构 [J]. 中国社会科学，2015（12）：113-132，207.

续表

项目 年份	1995	2000	2005	2010
三代户	33.3	26.5	21.3	16.2
其他家庭户	12.2	12.3	11.3	11.2
有老年人的家庭户比重	31.1	34.4	39.4	42.6

资料来源：Cabinet office. Annual Report on the Aging Society：2012（Summary）［R/OL］.（2012 – 12 – 28）［2020 – 04 – 07］. https：//www8. cao. go. jp/kourei/english/annualreport/2012/2012pdf_ e. html.

值得关注的是，日本老年独居现象在中日韩三国中是最为突出的，如图 4 – 1 所示。首先，日本 65 岁及以上女性老年人独居的比重始终高于男性老年人。数据显示，1980 年日本 65 岁及以上男女老年人中独居的比重分别为 4.3% 和 11.2%。预计到 2040 年，日本 65 岁及以上女性老年人的独居比例将达到 24.5%，而男性老年人为 20.8%。其次，日本 65 岁及以上男女老年人独居比重的差异经历扩大后将逐步缩小，并维持在高位。1980 年日本女性老年人独居比重比男性高出 6.9 个百分点。

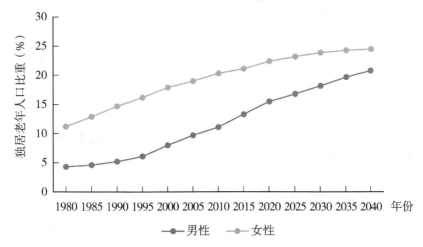

图 4 – 1　1980—2040 年日本独居老年人口比重

资料来源：令和 2 年版高龄社会白皮书（全体版）（PDF）［R/OL］.［2020 – 04 – 07］. https：//www8. cao. go. jp/kourei/whitepaper/w – 2020/zenbun/pdf/1s1s_ 03. pdf.

之后两者的差值将有所扩大，预计到 2040 年两者将相差 3.7 个百分点。

从韩国 65 岁及以上老年人家庭户（the aged households）占比上可以发现（见表 4 - 5），2000 年韩国 65 岁及以上老年人家庭户占比为 11.95%，到 2010 年这一比重已达 17.39%，老年人家庭户数也增加了 1248715 户。预计到 2020 年，老年家庭户占总家庭户的比重将提升至 22.26%，2030 年将超过 32%。伴随着老年家庭户比重的提升，一人老年家庭户（one - person aged households）的占比也出现明显增长。2000 年，韩国一人老年家庭户占总家庭户的比重为 3.75%。预计在 2030 年韩国一人老年家庭户的比重将达到 11.77%。韩国老年人的居住安排也呈现独立居住的特性。最新调查数据表明，2017 年韩国 65 岁及以上老年人中，不与子女共同居住的比例高达 72.4%，分别比 2011 年和 2013 年提升了 3.8 个和 0.8 个百分点❶。可见，韩国老年人不与子女居住的比例明显高于中国和日本，而代际居住分离的趋势无疑加剧了韩国老年人对社会养老保障的需求。

表 4 -5　韩国 65 岁及以上老年人家庭户占比

项目 年份	总家庭户 （个）	老年家庭户 （个）	占比 （%）	一人老年家庭户 （个）	占比 （%）
2000	14507010	1733525	11.95	543522	3.75
2010	17152277	2982240	17.39	1021008	5.95
2020	19011815	4231578	22.26	1512082	7.95
2030	19871144	6410665	32.26	2338354	11.77

资料来源：Statistics Korea. 2019 Statistics on the Aged［R/OL］. （2019 - 08 - 29）［2020 - 04 - 11］. http：//kostat. go. kr/portal/eng/pressReleases/1/index. board.

（三）家庭养老的比较：传统与现实

家庭养老及其对子女照料责任的强调是儒家文化的重要特征。从子

---

❶ Statistics Korea. 2018 Statistics on the Aged［R/OL］. （2018 - 09 - 27）［2020 - 04 - 10］. http：//kostat. go. kr/portal/eng/pressReleases/1/index. board？ bmode = read &aSeq = 384059.

女对父母的赡养上看，甲代抚育乙代，乙代赡养甲代，乙代抚育丙代，丙代又赡养乙代的模式（即反馈模式）在中国已经存续上千年❶。家庭成员对老年人的物质供养、生活照料、精神慰藉已被写入《中华人民共和国老年人权益保障法》。受儒家文化影响，家庭养老模式在日本和韩国也有深厚的文化传统。但是在现代化进程影响下，中日韩三国老年人对家庭养老观念的认同也出现差异。对中日韩三国居民养老责任观念的研究发现，中国居民更倾向家庭养老，日本居民更倾向社会养老，韩国居民态度中立❷。具体到三国老年人对家庭养老模式以及不同照料责任主体的偏好也存在差异。

2010—2015 年中国综合社会调查（Chinese General Social Survey, CGSS）结果表明，在"有子女的老年人的养老主要应该由谁负责"这一问题上中国老年人的养老责任观念发生了明显变化，见表 4 - 6。一方面，中国老年人对以"子女负责"为代表的家庭养老模式的认同度出现下滑。2010 年，有近一半的老年人认为应由子女负责养老。2015 年，老年人对子女负责照料的认同程度下降至 42.12%，降幅达 7.47 个百分点。另一方面，老年人对自我照料责任以及社会化照料方式的认同程度出现提升。2010—2015 年，老年人认为应由自己负责照料的比重提升了 2.27 个百分点。同时，老年人认为应该由政府负责以及三方责任均摊的比重分别提升了 1.83 个和 3.37 个百分点。传统家庭养老理念仍然占据主流但在不断弱化，养老责任主体进一步趋向多元化是中国老年人养老责任观念的重要特征❸。

❶ 费孝通. 家庭结构变动中的老年赡养问题——再论中国家庭结构的变动 [J]. 北京大学学报（哲学社会科学版），1983（3）：7 - 16.

❷ 晏子. 倾向传统还是走向现代：性别意识与养老责任态度——基于中国、日本、韩国的比较研究 [J]. 公共行政评论，2018（6）：112 - 136，212.

❸ 陆杰华，王馨雨，张雁雯. 社会转型背景下不同代际队列的养老责任观念变化探究——来自 2015 年中国综合社会调查数据的验证 [J]. 华中科技大学学报（社会科学版），2019（2）：105 - 115.

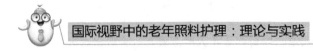

表 4 - 6   中国 60 岁及以上老年人的养老责任观念   (%)

项目 年份	政府负责	子女负责	老年人 自己负责	政府/子女/老年人 责任均摊	合计
2010	11.71	49.59	7.90	30.80	100
2012	15.11	43.99	9.18	31.73	100
2013	13.19	43.59	9.63	33.59	100
2015	13.54	42.12	10.17	34.17	100

资料来源：中国综合社会调查（Chinese General Social Survey，CGSS）。

相关数据资料表明（见表 4 - 7），2010 年有 38.3%的韩国 65 岁及以上老年人认为"家庭成员应照顾他（她）们的父母"，这一数值在 2006 年高达 67.3%。从 2006 年到 2010 年的四年间，韩国老年人对家庭成员照料的认同度下降了 29 个百分点。相反，老年人认同"由家庭成员、政府和社会共同照料老年父母"的比例由 2006 年的 14.9%提升至 2010 年的 37.8%，增幅为 22.9 个百分点。同时，老年人认为应"由老年人自我照料"的比重达 18.4 个百分点，比 2006 年提升了 4.7 个百分点。老年人认为应"由政府和社会""其他"照料的比重大体保持相对稳定的水平。由此表明，韩国老年人对家庭养老（由家庭成员照料）的认同度出现了大幅下降，而对社会化养老的偏好明显提升。同时，老年人对自我照料的认同程度也逐渐增强。

表 4 - 7   韩国 65 岁及以上老年人的养老责任观念   (%)

项目 年份	老年人 自己	家庭成员	家庭成员、政府 和社会	政府和社会	其他	合计
2006	13.7	67.3	14.9	4.0	0.1	100
2008	16.5	48.1	29.9	5.5	0	100
2010	18.4	38.3	37.8	5.5	0.1	100

资料来源：Statistics Korea. 2018 Statistics on the Aged［R/OL］. (2018 - 09 - 27)［2020 - 04 - 10］. http://kostat.go.kr/portal/eng/pressReleases/11/3/index.board.

家庭养老在日本有深厚根基，但是日本中老年人对家庭养老的具体形式却有不同偏好。一项针对日本 40 岁及以上居民的问卷调查结果表明❶，有 73.5% 的受访者希望在家接受照料。选择以"家庭"为主要照料地点，不仅是出于家庭养老的传统，更有照料便捷性等方面的考虑。但在家庭接受照料并不一定意味着由家庭成员直接提供照料服务。在照料者选择上，有 18.6% 的受访者希望在家并由家庭成员提供照料，但有 37.4% 的受访者希望在家接受照料但不依靠家庭成员。同时，选择由家庭成员和外包护理服务共同照料的比重达到 17.5%。此外，受访者对家庭养老的选择还存在明显的性别差异。具体而言，男性受访者更偏重于在家并由家庭成员提供照料（男性为 24%，女性为 13.9%），而女性更希望在家接受照料但不依靠家庭成员（男性为 31%，女性为 43%）。因此，不同于传统的在家养老并由家庭成员提供照料，在日本居家接受照料是中老年人的首选但并不仅仅依赖于家庭成员提供照料，这也是日本家庭养老观念变化的具体表现。

二、照顾老年人的家庭成员：照顾者的状况

（一）家庭照顾者的角色

中国、日本、韩国同受儒家文化的影响，孝文化源远流长，都有长久的家庭养老传统。但由于中日韩三国当前处于不同的人口老龄化阶段，经济发展水平和公共支持体系存在差异，导致这三个国家当下的家庭养老照护情况既有一定的共性，也存在差异。

2018 年，中国失能、部分失能老年人约有 4000 万，而截至 2018 年年底，中国各类养老机构和设施的养老床位仅 727.1 万张❷。在假设空床率为零且均由失能、半失能老年人入住的情况下，这些床位也只能满足 18.2% 失能、半失能老年人的需求，中国绝大多数有照料需求的老年

---

❶ Annual Report on the Ageing Society：2018（Summary）［R/OL］.［2020 - 04 - 07］. https：//www8. cao. go. jp/kourei/english/annualreport/2018/pdf/c1 - 2 - 1. pdf.

❷ 中华人民共和国民政部. 2018 年民政事业发展统计公报［R］.

人生活在家中，且主要由家庭成员照顾。根据 2016 年中国老年社会追踪调查数据（CLASS2016），给居家失能老年人做家务，包括打扫卫生、洗衣服、洗碗的照顾者以家庭成员为主。居家失能老年人主要由家庭成员来负责照顾老年人的日常生活起居，包括帮助餐食、洗澡、穿衣和如厕等，而购买市场照顾服务（保姆、小时工）以及由家庭成员外的其他人员照顾老年人的很少，且主要的协助照顾者也以家庭成员为主。

从具体的家庭照顾者身份来看，见表 4-8，配偶和儿子是照顾失能老年人日常生活起居的主力，分别占 38.05% 和 33.09%。中国自古就有"养儿防老"的传统，女儿因外嫁从夫居且不继承家产，在过去通常被排斥在家庭养老主流体系之外，给父母提供的养老支持较少。但随着社会的发展进步，女儿的养老作用在逐步显现，特别是城市地区。有研究发现，在中国城市地区，除了在日常照料方面儿子高于女儿外，女儿在经济支持、实物支持以及精神慰藉方面均超过了儿子❶。表 4-8 也显示出，城市地区女儿作为主要家庭照顾者的比例居第三位，明显高于农村地区。近几十年来，我国城市和农村空巢老年人家庭的比例在显著增大❷，这使同住配偶的照料变得尤为重要。如表 4-8 所示，已婚有配偶的失能老年人主要由配偶照顾的比例高达 75.37%。

表 4-8　中国不同特征的居家失能老年人日常生活起居的主要家庭照顾者

(%)

老年人个体特征		配偶	儿子	儿媳	女儿	其他亲属
总体		38.05	33.09	13.24	12.68	2.94
婚姻状况***	已婚有配偶	75.37	12.31	4.10	7.46	0.75
	无配偶	1.81	53.26	22.10	17.75	5.07

❶　毛瑛，朱斌. 社会性别视角下的代际支持与老龄健康 [J]. 西安交通大学学报（社会科学版），2017（3）：63-72.

❷　王跃生. 中国城乡家庭结构变动分析——基于 2010 年人口普查数据 [J]. 中国社会科学，2013（12）：60-77，205-206.

续表

老年人个体特征		配偶	儿子	儿媳	女儿	其他亲属
居住地**	城镇	35.89	31.36	13.24	16.72	2.79
	农村	40.55	35.04	13.39	7.87	3.15

资料来源：2016 年中国老年社会追踪调查数据（CLASS2016）。

注：①***/** 表示卡方检验 P<0.01/0.05；

②在 CLASS2016 数据中存在少量和未婚伴侣同住的老年人，他们的婚姻状态属于无配偶类，但他们接受未婚伴侣的照料。

在三个国家中，日本老龄化程度最高，社会养老服务也最为发达，但家庭成员照顾仍在发挥重要作用。有数据显示，首先在日本近六成（58.7%）需要长期照护人员的主要照顾者是同住的家庭成员，包括配偶、子女、子女配偶、父母和其他亲属，其中配偶比例最高，为 25.2%；其次是子女，占 21.8%；最后是子女配偶，占 9.7%[1]。从日本的传统来看，是由长子来养老的。"二战"后日本经济高速发展，家庭结构发生转变，家庭核心化趋势不断加强。选择与父母同住的已婚子女越来越少，当父母一方失能时，一般会由老伴来提供主要照顾。日本老年人家庭照顾者平均年龄很高，60 岁及以上的家庭照顾者占比在 70%左右[2]。事实上，早在 20 世纪 90 年代，日本就出现了"老老照料"这样的术语，反映出日本当时照料老年人的任务由同样作为老年人的家庭成员尤其是配偶来承担的社会现实[3]。

与日本相似，在传统的韩国，赡养父母的义务被认为主要是由长子及其家庭承担的，长子婚后继续住在出生的家庭里，为父母提供食物、衣物、住所和其他形式的支持。20 世纪 70 年代以来，韩国社会经济发

---

[1] Japan Ministry of Health, Labor and Welfare. Comprehensive Survey of Living Condition [R]. 2016.

[2] Japan Ministry of Health, Labor and Welfare. Comprehensive Survey of Living Condition [R]. 2016.

[3] 权海善，奥野纯子，尹吉善，等. 延边地区朝鲜族居家老年照料者的照料负担及影响因素 [J]. 中国老年学杂志，2011（22）：4419 - 4421.

展迅速，城镇化带来的人口流动让老年人晚年有儿子儿媳照顾的安全感消失。但在韩国许多老年夫妻仍与一个已婚子女住在一起，尤其是在他们亟须照顾和支持的最后时光，女儿现在也承担起了更多照顾年迈父母的责任❶。在韩国一项大型的老年痴呆患者照顾者（N = 1133）负担调查研究中，照顾者为配偶的占比为 27.4%，女儿的占比最高为 29.5%，儿子的占比为 19.8%，儿媳的占比为 18.6%，其他人的占比为 4.8% ❷。

（二）家庭照护内容

通常家庭成员对老年人的支持和帮助可以分为三大类，第一是经济上赡养或支持，第二是日常生活的照料，第三则是情感慰藉。随着老年人失能程度的增加，其对日常生活照料需求变得尤为突出，从日常出行、采购、看病到洗衣、打扫等家务再到基本的吃、穿、如厕和洗澡等日常生活起居，都会渐渐地需要他人的协助，同时对专业的康复、医疗护理等服务的需求也会增加。

如表 4 - 9 所示，中国居家失能老年群体中有 1/3 老年人的首要生活来源是由子女和配偶提供的。分城乡来看，农村失能老年人主要依赖子女和配偶经济支持的超过 40%，城市失能老年人该比例则不足 20%。城市居家失能老年人在经济上对家庭成员的帮助依赖较小。CLASS2018 数据还显示，家庭成员照顾者作为主要照顾者要负责照顾老年人的日常起居（吃饭、穿衣、洗澡、如厕等）和家务劳动（做饭、洗衣、打扫等）。本研究于 2020 年在北京市东城区某社区做了为期一个月的田野调查发现，居家失能老年人的家属照顾者多数给老年人提供全方面的照顾，除了基本的日常生活起居和家务劳动外，还包括日常采购、买药、帮助外出、钱的管理等各种日常琐事，如果老年人生病去医院，通常是

---

❶ 罗杰，吉奈里，任敦姬，等. 当代韩国孝道的变迁 [J]. 民间文化论坛，2015（3）：5 - 18.

❷ Myonghwa，Park，Mira. Multidimensional Determinants of Family Caregiver Burden in Alzheimer's Disease [J]. International Psychogeriatrics/IPA，2015.

多个家庭成员一起帮忙。近年来，由于区政府提供一定的失能补贴，且限制补贴仅用于服务消费，很多失能老年人家庭会给老年人购买助浴、助餐、修脚和按摩等服务，但因为补贴钱数有限，这些服务使用的频次较低，大多数照顾服务是由家属照顾者来提供的。且家属照顾者几乎时刻不离身的照顾与陪伴更是给予失能老年人精神和心理上的极大慰藉。

表 4 - 9 中国城乡居家失能老年人首要生活来源 （%）

首要生活来源	总体	农村	城镇
离/退休金/养老金	41.04	21.44	67.81
劳动/工作所得	10.36	13.97	5.43
配偶收入	6.66	7.76	5.17
子女资助	26.88	36.57	13.64
其他来源	15.06	20.27	7.95

资料来源：2018 年中国老年社会追踪调查数据（CLASS2018）。

在日本，老年人的经济收入主要来源于公共年金收入和个人劳动收入，而源自家人的经济转移较少。在生活照料方面，日本 2000 年 4 月 11 日《护理保险法》正式实施，由专业人员对老年人进行入户访问指导、护理和功能训练，还可以使用日托、短期托管服务，使家庭照顾者在老年人日常照料和护理方面能够得到一定的替代，但家庭照顾者仍然承担了主要的日常照顾任务。一项研究显示，在日本介护险实施前，96.7%的时间是家庭照顾者在照顾老年人，有了介护险后，社会照顾者提供上门介护、上门康复训练、上门清洁口腔以及短期托管服务，家属亲自照顾的时间比例减小至80.6%，但市场、政府以及社区等非营利组织提供照顾服务的时间比例仍不到20% ❶。在情感慰藉方面，家庭成员更是发挥了重要作用。日本内阁府在 2006 年的一项调查结果显示（如图 4 - 2 所示），配偶和子女是日本老年人主要的情感慰藉来源。

---

❶ 郭佩. 日本老年照顾责任分担比例测算研究［D］. 北京：北京外国语大学，2014.

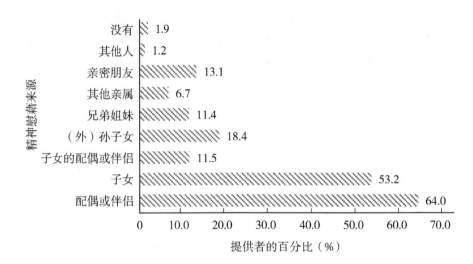

图 4 - 2　日本老年人精神慰藉来源

资料来源：White Paper on the Aging Society（Summary）FY 2007（PDF）.［R/OL］.［2020 - 04 - 10］. https：//www8. cao. go. jp/kourei/english/annualreport/2007/2007. pdf.

虽然韩国与日本都建立了现代社会保障制度，但相比较而言，韩国的家庭养老和社会养老保障制度结合不够充分，韩国家庭的养老责任更重。有研究发现，在经济支持方面，2014 年只有 34.6% 的韩国老年人能领到公共养老金，且韩国老年人贫困问题尤为突出，老年人退休后主要还是依赖子女和亲友的援助❶；在日常照料方面，虽然韩国在 2008 年实施了与日本相似的老年人长期护理保险，但韩国城乡差别较大，许多地区设施极度缺乏，无法提供长期照护服务且有一些低收入老年人因无法承担长期护理保险的个人缴费部分而没有参保。另外，韩国的长期护理保险制度允许老年人的子女或者兄弟姐妹等其他直系亲属作为给失能老年人提供照顾服务的照顾者，形成了独特的"家庭护理员制度"❷，

---

❶　刘华伟. 老龄化背景下中日韩家庭养老研究［D］. 长春：吉林大学，2017.

❷　李骅，蔡忆思，林卡. 韩国家庭护理员制度及其对中国的启示［J］. 社会工作，2019（5）：52 - 61，109.

从制度层面强化和支持了家庭成员的照护作用。在情感慰藉上，韩国深厚的传统文化使家庭凝聚力在现代化冲击下仍然牢固地保持着，父母对子女的心理情感依赖依然存在❶。

（三）家庭照顾者的压力

随着老年人预期寿命的不断延长，老年人带病、带残生活的时间也在延长，家庭照顾者长期日复一日地照顾老年人，不断地投入体力和精力，难免身心疲惫。日本一项政府调查显示，60%与老年人同住的家庭照顾者在照顾中感到担忧与紧张❷。国内一项调查（N = 744）结果显示，90.2%的家庭照顾者有不同程度的照顾负担❸。在失能老年人家庭照顾者群体中照顾负担是普遍存在的，他们需要全面且稳定而持续的社会支持。

长期护理保险制度以及社会化养老服务的全面发展无疑对家庭照顾者负担有一定的减轻作用。在日本，93.9%的失能老年人家庭照顾者在照料过程中遇到困难时可以得到正式的社会支持，包括向家庭医生、照顾经理、家庭助手、探访护士、社会工作者、公共机构官员和其他专业人员进行咨询❹。日本介护保险服务中的上门介护、日托及短期托管等居家型服务为家庭照顾者减轻了照顾负担❺。韩国的一项满意度调查也

---

　　❶　杨菊华，李路路. 代际互动与家庭凝聚力——东亚国家和地区比较研究[J]. 社会学研究，2009（3）：26 – 53，243.

　　❷　Japan Ministry of Health, Labor and Welfare. Summary Report of Comprehensive Survey of Living Conditions [R]. Ministry of Health, Labor and Welfare. 2010.

　　❸　徐薇，钱晨光，马亚军，邵爽，王慧丽，金光辉，杜娟. 北京市城区失能老人家庭照顾者照顾负担现状及其影响因素的研究[J]. 中华疾病控制杂志，2014（7）：663 – 666.

　　❹　Shiba K, Kondo N, Kondo K. Informal and Formal Social Support and Caregiver Burden：The AGES Caregiver Survey [J]. Journal of Epidemiology，2016（5）：1 – 7.

　　❺　郭佩. 日本老年照顾责任分担比例测算研究[D]. 北京：北京外国语大学，2014.

显示，90.5%的长护险受益者认为在接受了长护险服务后照顾负担减轻了❶。相比于日韩两国，我国社区养老服务正处于发展之中，长期护理保险也处于试点阶段，还没有在全国层面铺开。通过田野调查还发现，北京城区的社区养老服务驿站能够提供很多居家助老服务，但老年人及照顾者很少愿意自己花钱去购买这些服务。从社会支持来看，当下中国的居家失能老年人家庭照顾者的直接支持主要来源于家庭内部其他成员，缺少正式的、专业化的专门针对家庭照顾者的支持。有研究发现，我国延边地区朝鲜族居家失能老年人的老年照顾者的照顾负担（Zarit负担量表得分34.19±16.59）要明显高于同期共同进行的日本老年照顾者的负担（Zarit负担量表得分28.2±16.9)❷。为家庭照顾者提供多种类型的照顾支持，不仅能够缓解家庭照顾者的照料压力，也能够提高家庭照顾质量、延续家庭照顾支持，从而使绝大多数老年人期望在家接受照护的意愿能得以实现。

三、老年人的经济收入与劳动参与

家庭固然是考察老年人照护支持的基础性因素，而且家庭的照护功能如何也的确影响老年人对家庭外照护资源的需求强度。而老年人个人的收入高低、劳动就业如何也会对老年人能获得怎样的照护服务起到一定作用，甚至起到决定性作用。经济状况是老年人生活条件的重要衡量指标，也是老年人照顾需要与否的影响因素之一，老年人的经济收入来源和贫困状况也体现一国对老年人保障的社会化程度。

老年人经济活动的参与状况，一方面衡量老年人总体健康水平和社会贡献的水平，另一方面也关系到老年人自身的照顾需求。通常一国老年人经济活动和社会活动参与度越高，老年人照顾的需求就越低，同时

---

❶ Ministry of Health and Welfare. Continuous Increase of the Satisfaction Rate [R]. Press release. Seoul, 2014.

❷ 权海善，奥野纯子，尹吉善，等. 延边地区朝鲜族居家老年照料者的照料负担及影响因素 [J]. 中国老年学杂志，2011 (22)：4419 – 4421.

老年人互助的可能性也越高。

（一）收入来源

根据日本《老龄白皮书》的数据显示（如图 4 - 3 所示），日本老年家庭收入近 70% 来自公共年金，其他主要是劳动所得和财产所得。可见，日本老年人的家庭收入来源很少依靠子女供养，养老的经济责任基本由社会或个人承担。这反映了日本在养老方面的社会化程度比较高。这也意味着，日本老年人收入依赖社会，老年人照顾的物质基础也来源于社会，高度社会化的保障和照顾模式大大减轻了家庭养老的压力。

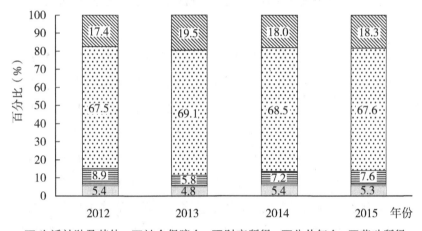

图 4 - 3 日本 65 岁及以上老年家庭收入构成

资料来源：Cabinet office. Annual Report on the Aging Society：2013 - 2016 ［R/OL］.（2017 - 12 - 28）［2020 - 04 - 11］. https：//www8. cao. go. jp/kourei/english/annualreport/index - wh. html.

与日本不同的是，中国老年人的生活来源主要由家庭成员的提供、离退休养老金和劳动收入构成，其中由家庭成员提供的比重达到了 36.68%，女性老年人由家庭成员提供的比重达到了 45.89%，如图 4 - 4 所示。这说明在中国，养老的经济支柱主要还在家庭。随着中国人口老龄化加剧，老年人口抚养比进一步升高，仅从经济压力上看，中国家庭将承受巨大的养老经济负担。

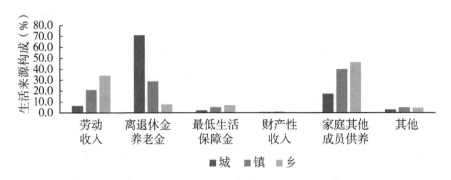

图 4 - 4　2015 年中国 60 岁及以上分城乡老年人主要生活来源构成

资料来源：2015 年全国 1% 人口抽样调查。

　　值得指出的是，根据 2010 年中国第六次人口普查数据，依靠家庭和低保获得生活来源的老年人往往是健康状况较差的那部分人，这部分人一方面健康照顾需求大，但对于健康服务的支付能力却较低。因此，从国家层面建立惠及低收入老年人照护需求的制度显得至关重要。此外，中国老年人收入构成的另一重要特点还在于明显的性别差异和城乡差异。从性别来看，男性和女性老年人的收入构成具有很大差异，女性老年人对家庭依赖程度更大。我国女性老年人单身和丧偶比重将来会较快上升，女性老年人对社会照顾的需求将更大，这部分人群的照顾获得问题将会更加突出。相对而言，城市老年人的收入大部分来自离退休养老金，对家庭成员的依赖较小，而农村老年人过去主要依靠土地生活，劳动收入和家庭成员的经济支持依然是其养老的重要保障。

　　根据韩国 2015 年人口与住房普查数据，韩国老年人生活来源可以分为单一生活来源和多渠道生活来源，69.9% 的老年人依靠单一方式获得生活来源，如自己或配偶的工作、存款积蓄、公共养老金。30.39%的韩国老年人拥有多渠道收入来源，如不仅拥有自己或配偶的工作作为经济基础，还有公共养老金，或不仅有自己或配偶的工作收入，还有分开生活的子女提供经济支持。

　　在单一收入来源构成中，自己或配偶的工作来源占 33.64%，其次是国家政府协助占 18.71%，有 14.58% 的老年人由分开生活的子女提供经济支持，13.16% 的老年人靠公共养老金生活，8.94% 的老年人从共同生活的子女处获得经济支持，而以存款积蓄、不动产、退休金等为单一收入来源的老年人均不足 5%。

在多渠道收入来源构成中（如图 4-5 所示），自己或配偶的工作和公共养老金的占比最大，为 46.14%，分开生活的子女和国家自治团体协助的占比为 20.24%，可见韩国在老年人收入支持方面是由家庭和社会共同来承担责任的，一方面延续了东亚传统的家庭养老模式，另一方面也强调了社会的养老责任。

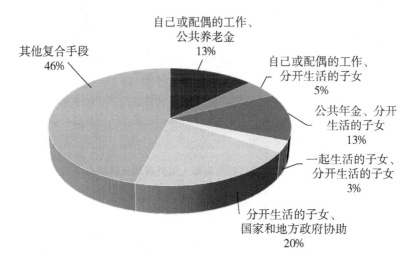

图 4-5　2015 年韩国 60 岁及以上老年人多渠道生活来源构成

资料来源：韩国 2015 年人口与住房普查。

（二）贫困状况

如前所述，老年人的经济状况在一定程度上既是老年人照顾需求的反映，也是老年人照顾获得能力的体现。贫困老年人购买照顾服务的能力低，而往往贫困老年人健康状况差、生活条件差，是最需要照顾的人群。因而有必要比较三国老年人的贫困状况。

日本由于其良好的社会保障和健全的公共年金制度，老年人家庭收入状况相对较好。根据日本《老龄社会白皮书》的有关调查数据，日本老年人中担心家庭收入状况的比例较低。图4-6是日本分年龄段的老年人家庭收入自评状况，总体而言，经济状况不好而且特别担心的老年人比重只占6.6%，71%的老年人"不担心"或者"不是特别担心"。

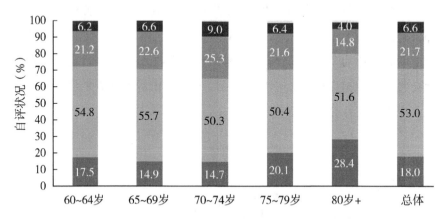

图4-6　日本分年龄段老年人家庭收入自评状况

资料来源：Cabinet office. Annual Report on the Aging Society：2015［R/OL］.（2016-12-28）［2020-04-11］.

　　而比较日韩老年人的经济状况发现，日本老年人经济状况很困难的比例很低，只有4.6%，而韩国经济很困难的老年人却接近20%（18.6%），经济上完全没有问题的韩国老年人仅为11.2% ❶。通过比较可知韩国老年人的贫困问题更突出。较高的贫困老年人口比例会局限老年人获取更丰富多样的照顾服务能力，也对福利性的照护服务体系带来更大挑战。

　　而在中国，2015年中国城乡老年人调查发现，关于城乡老年人的

---

　　❶ International Longevity Center. A Profile of Older Japanese 2013［R］. 2013：61.

经济自评，调查结果为：很宽裕（1.3%）、比较宽裕（14.8%）、基本够用（58.5%）、比较困难（21.2%）、非常困难（4.1%）❶。可见中国老年人中经济比较困难的比例还比较高，约占总体老年人的四分之一。但与2010年开展的中国城乡老年人调查结果相比，老年人经济自评很宽裕的比例提高了0.2个百分点，比较宽裕提高了3.5个百分点，基本够用提高了1.8个百分点，比较困难和非常困难的比重均有所下降。

与日韩相比，中国老年人认为家庭收入有困难的约为25%，高于日本的17.2%。但总体上有困难的比重低于韩国，然而中国老年人家庭收入宽裕的比重仍低于日本和韩国。另外，有研究显示中国60岁及以上农村老年人贫困人口规模达533万人（以1196元为贫困线），占农村贫困人口的13.82%。而事实上的中国老年人贫困发生率总体为7.1%～9%，城市为4.2%～5.5%，农村为8.6%～10.8%。从上述比较来看，中国老年人贫困状况总体上介于日韩之间，但存在明显的城乡差异，农村老年人的贫困问题更突出。我国农村中青年劳动力外出迁移流动数量庞大，老年空巢家庭户比重很高，失能农村老年人乏人照料已经成为近些年中国农村社会的普遍问题之一。加之大多数农村地区的养老基础设施仍不健全，社会养老服务难以真正惠及所有农村老年人。面对家庭和社会照护均不足的状况，探索适合农村地区特点的老年照护服务体系是中国亟须重点关注的议题。

（三）经济社会活动参与

日本老年人口经济活动参与程度比较高，且参与经济活动的老年人数量呈现不断上升的趋势，但总体比重变化不明显（如图4-7所示）。比较日本、韩国老年人的社会活动参与情况，日本65岁及以上参与社会活动的老年人口比例为13.5%、韩国为16.6%；但观察60～64岁低年龄段的老年人参与情况，则发现日本低年龄段老年人的参与率要高于

---

❶ 党俊武. 老龄蓝皮书：中国城乡老年人生活状况调查报告（2018）［M］. 北京：社会科学文献出版社，2018.

韩国同年龄段老年人，日本和韩国分别为12.9%、7.01%。这种差异主要在于日本的高龄化更严重，高龄老年人数量大。

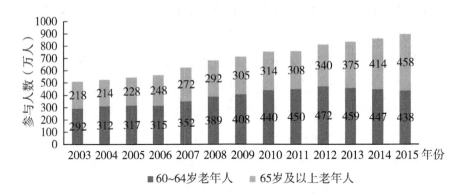

图4－7　2003—2015年日本老年人经济活动参与状况

资料来源：Cabinet office. Annual Report on the Aging Society：2013－2016 ［R/OL］. (2017－12－28) ［2020－04－11］. https：//www8. cao. go. jp/kourei/eng-lish/annualreport/index－wh. html.

　　进一步比较日韩两国老年人的就业状况发现，韩国老年人口就业人数不断上升，就业者占老年人口的比重大，高于日本，这不仅与老年人的就业制度、社会保障制度等有关，也与老年人的人口与社会经济特征有一定关系。根据2015年中国1%的人口抽样调查数据显示，我国60～64岁就业人口占该年龄段人口的比重为42.92%，说明中国老年人参与经济活动的程度也比较高。但是进入65岁以后，就业比重迅速下降。我国65岁及以上就业人口占该部分人口（65岁及以上人口）的比重为18.16%。虽然老年人就业人口占就业总人口的比重（8.39%）低于日本和韩国的比例，但是中国人口基数大，规模不容小觑。

第五章　日本的护理保险与老年照护模式

　　日本是目前世界上老龄化程度最严重的国家之一，也是老龄化速度最快的国家之一。根据联合国《世界人口展望（2017 年修订版）》中的数据，2015 年日本 60 岁及以上老年人口占总人口的比例为 32.8%，65 岁及以上老年人口占总人口的比例为 26.0%，即便是 80 岁及以上高龄老年人也占到了总人口的 7.6%。如果采用 65 岁及以上老年人口在总人口中的比例由 7% 倍增到 14% 所花费的时间来衡量老龄化速度，日本大约为 24 年——由 1970 年的 6.9% 快速攀升至 1994 年超过 14% 的水平。

　　日本进入老龄化的时间比中国早 30 年。日本所面临的生育率降低、家庭规模缩小、人口转变、老龄化以及高龄化等现象和趋势都早于中国。日本在有关老龄化的制度设计、政策措施、实施效果等诸多方面也都相应地先于中国。虽然日本有自身独特的历史背景与国情，但与中国同属亚洲国家，在养老的传统与文化方面有很多相似之处。在同样面对老龄化高速发展引发的照护难题时，日本先行的一些政策经验值得中国学习借鉴。特别是日本的长期照护保险制度从实施至今已经有 20 年，其间经过多次修订和调整，已经成为日本国民解决养老照护问题的根本性制度，是国际上具有代表性的全民社会保险模式。但是，日本的长期照护保险也面临筹资困难、保费负担重等一系列现实挑战。这些经验或挑战对尚处于长期照护保险制度探索之初的中国而言无疑是极具研究价值的，因此本章着重介绍并分析日本的长期照护保险制度。

一、日本老年照护的背景与演进

"二战"前，日本同中国一样，养老功能主要由家庭承担，专制家长制是家庭文化的核心。在"二战"以后，废除了专制家长制，从法律层面规定子女对父母的赡养义务。家庭在养老中的核心地位逐渐有所弱化。与此同时，受生育率降低和居住模式改变的影响，日本的家庭特征发生了巨大变化，主要表现为家庭规模不断缩小、家庭结构不断简单化，三代及以上的家庭减少，核心家庭增加。平均家庭规模从 1950 年的 5 人下降到 1995 年的 2.27 人；代际居住方式也在发生变化，成年子女与父母分开居住的现象更为普遍。但 1950—1995 年的日本还是主要以家庭或亲属的护理为基础，公共福利服务和市场化的服务只是补充，家庭养老是当时赡养老年人的主要模式❶。

日本在未完全进入老龄化社会之前就关注人口老龄化现象，并通过相应的举措来解决老年人养老问题。20 世纪 50 年代到 70 年代日本的经济发展进入高速增长时期。面对家庭养老能力的减弱，从 20 世纪 50 年代起，政府陆续颁布了一些福利制度来加强老年人的福利水平、缓解家庭照护能力下降的压力，如《国民年金法》《厚生年金法（新法）》强制 20~60 岁的日本公民参加国民年金体系，确立了公共养老基础年金制度，并发挥了国家在养老事业中的基础性作用❷。

1963 年 7 月，日本颁布了首部关于养老的法律《老人福利法》，首次把养老问题提到国家层面，强调养老是整个社会的责任。在实践方面，日本还在全国范围内建设了健康恢复型养老设施和老年疗养医疗设施，65 岁及以上老年人需要时可入住这些设施；此外还设立了家庭护理员制度，通过这些方式辅助家庭护理。

---

❶ 尹文清，罗润东. 老龄化背景下日本养老模式创新与借鉴 [J]. 浙江学刊，2016（1）：174-179.

❷ 解芳芳，朱喜钢. 中日社区居家养老模式对比研究——基于社会嵌入理论视角 [J]. 中国名城，2016（11）：75-82.

一方面，日本在 1970 年进入老龄社会，随着城市化和工业化的推进，越来越多的女性进入劳动力市场，导致家庭成员作为承担照料老年人的主力军的数量在减少，而整个社会的老年人人口数量却在不断增加。1970 年，日本 65 岁及以上的老年人达到 740 万，占人口总数的 7.1%❶。随着日本老龄化程度的加深，家庭结构、老年人养老意愿、家庭代际关系都发生了变化，女性就业率的提高造成家庭内部缺乏护理人手。照护需求膨胀与家庭照护功能弱化之间的矛盾日益显现，驱使政府必须承担社会养老的责任。

但另一方面，日本还面临社会护理设施供求不足、养老医疗资源匮乏的局面。医院长期扮演着慢性病患者照护及长期照护的角色，并由医疗保险承担相当大的慢性疾病照护和长期照护费用，这使日本"社会准入"（social admissions）者（没有太多的医学理由而长期居住在医院的老年人）迅猛增长，从 1970 年占老年人口的 2% 增加到 1990 年的 4%。由于未将长期照护服务与医疗保障服务加以区分，导致了医疗费用的增加。当时主要通过《老人福利法》中的救助措施来解决老年人照护问题，而其中的服务对象主要是无依无靠、低收入或其他特殊老年人，除此之外的一般老年人难以被涵盖在照护服务范围内，因此只能靠医疗保险来解决。

为此日本从养老医疗设施建设转向大力发展社会保障体系和养老服务体系。虽然"二战"后日本的年金制度保障了老年人退休后的收入主要来自公共年金，老年人的经济问题基本得到解决，但是高龄化的发展使照护问题凸显出来。同时，日本虽然在不断推进养老的社会化，但随着人口老龄化程度更加严重，通过福利机构养老的困难很大，所消耗的成本也过大。除成本因素外，机构养老也并非很多老年人的最佳选择。一项调查发现，在福利设施中因为心情忧郁而死亡的老年人死亡率高于在家中居住的老年人。因此，良好的福利设施并不能完全满足需

---

❶ 张晓萍，厉瑛，王志红. 日本家庭护理概况及对我国的启示 [J]. 护理学杂志，2008（11）：74 - 75.

求，建立一种"社会养老，家庭照护"的模式成为新的需求。❶

1982 年颁布《老人保健法》将医疗与保健相分离，把老年人和其他年龄层成员分开，将老年人的医疗和保健形成相对独立的健康保险体系，为需要护理的老年人提供设施护理和"家庭病床"式访问看护服务。老年人的医疗费由个人、国家和保险机构共同分担，个人负担部分不超过 10%。

日本还在 1989 年制定了《推进高龄者保健福利十年战略计划》，即以居家养老、居家看护为主的"黄金计划"。1994 年对其进行全面修订，制订了"新黄金计划"。为了使老年人能够在家里得到各种照料和护理服务，并减少护理负担，在"新黄金计划"中充实了访问护理、短期设施护理、日间照料等居家护理，以及居家医疗保健服务内容。形成了以居家养老为中心的社区服务体系，为居家的老年人提供短时和日间服务。此外，在养老机构的建设上，日本出资建立托老所，为老年人提供短期入住、护理和治疗服务。还通过人才培养，培训了 10 万家庭护理员，负责看护照顾生活不便的老年人。由此可见，从第二次世界大战后到 20 世纪 90 年代中期，日本的老年照料护理经历了快速的变化过程，主要体现为社会化的社会保障体系和养老服务体系得到突破性发展，家庭在老年人照料护照中的作用得到社会资源的支持。

1995 年，日本 65 岁及以上老年人占总人口的比例为 14% 以上，老龄化程度进一步提升。随着老年人人口的不断增加、社会抚养比快速上升，如何解决养老支出的资金来源成为迫在眉睫的问题。正是在这样的现实压力下，日本的《护理保险法》应运而生。

二、日本护理保险制度概况

为了解决人口老龄化日趋严重和老年护理需要不断增长的问题，减少因医疗资源过度使用而造成的经济压力问题，缓解日益增长的社会保

---

❶ 王伟. 日本家庭养老模式的转变［J］. 日本学刊，2004（3）：98 － 109.

障支出对国家财政的压力，日本于1997年开始制定《护理保险法》，重新调整政府、老年人、年轻人和相关的老年服务部门在老年护理中的权责。

根据厚生劳动省对护理保险的定义，护理保险是指针对由于年老或疾病等原因而需要洗澡、如厕、吃饭等照料与身体功能训练、医疗看护、疗养管理等医疗干预的老年人，维持其尊严，帮助自我能力的发挥。根据国民责任共担理念设立护理保险制度，完善医疗服务、福利服务提供，以及其他符合条件的供给项目。通过护理保险制度提高国民保险医疗水平、增进国民福利。

日本的《护理保险法》于2000年4月实施，它是继医疗（健康）保险、年金保险、劳动工伤保险、失业保险之后的第五大险种。其口号是由全社会支持老年人，并在自助、使用者为本、社会保险三个基本理念下进行这项制度的安排。日本的护理保险是以市町村为主进行运作、全社会共同承担并互助的保险制度。"脱离医院，让老人回归社区，回归家庭"是这项保险的目的。

护理保险以三年为一期，每三年对计划和保费等进行修订。目前已进入2018—2020年第7期。保险制度的基本方针、地方政府的支持计划、参保者的保费负担比例和金额等都可能被调整或修改。通过不断修订使护理报酬、护理认定系统及认定标准等服务标准更加科学化、人性化。

总之，《护理保险法》确立了长期护理保险制度在日本应对养老挑战中的基础性地位。日本特有的"年金—医疗—护理"为核心的养老服务体系不断成熟，"社会养老—家庭照护"的养老模式也更加完善，日本也成为发达国家中养老制度比较健全的国家之一。从之后的发展和效果来看，长期护理保险制度对解决日本国民的照护问题起到了长久而显著的作用。下文拟就日本护理保险制度的主要框架和内容进行介绍并分析。

三、参保对象与保险资金来源

凡 40 周岁以上的国民均须参加护理保险。其中 65 岁及以上老年人属于一号参保者，40～64 岁参保者为二号参保者。参保的国民每年缴纳一定的保险金就可以在 65 岁以后享受这项保险提供的服务，卧床不起无法自理或者患有痴呆的老年人可以在家接受护理。

日本的长期护理保险是一种独立的社会保险而非从属险种，强调服务供给而非现金给予，注重共同承担保险费用而非单方面支付，支持引入市场机制的竞争性服务而非政府包揽服务，是一种生活照料与健康照护并重的服务模式❶。《护理保险法》规定，由服务机构采取派遣家庭援助者或受保人利用专业化护理服务设施的方式，并通过把原来分离的老年人福利制度和老年人医疗保险制度进行整合，创建一个方便、公平、有效的全社会共同援助的老年人护理体系。

护理保险的资金来源由政府出资和个人保费两部分组成，比例为1∶1。政府负担的 50% 分别为国家 25%、都道府 12.5%、市町村 12.5%；40～64 岁国民负担的为 33%，在年金或工资中按比例扣除；65 岁及以上的老年人则负担 17.5%，在养老金中扣除。

但参保者负担的比例和国家负担的比例并非一成不变，在不同的期间，根据参保者在人口中的比例来调整，如 65 岁及以上的一号参保者保费由第一期的 17% 逐渐以每期 1% 的速度增长，到第六期这部分参保者负担的保费比例为 22%；40～64 岁二号参保者的保费比例也大致如此。而国家负担的部分也会根据市町村的情况来做相应调整，如对收入低于平均水平或老龄化比例高的市町村，会通过调整国家负担的部分来补充这些地区的差距。

---

❶ 翟绍果，马丽，万琳静. 长期护理保险核心问题之辨析：日本介护保险的启示 [J]. 西北大学学报（哲学社会科学版），2016（5）：116－125.

四、保费征收与给付方式

对于参保者，65 岁以下的二号参保者与所在企业或单位各负担50%，与医疗保险一道缴纳。对于一号参保的老年人，则通过普通和特殊两种方式征收护理保险的保费。普通征收是针对年收入在一定水平下的老年人（如每年18 万日元以下）等通过转账或向特定服务地点缴费的方式缴纳；而特殊征收是从年金中直接划拨的方式。

一号参保者的保费主要通过所属市町村的介护服务供给量和65 岁及以上老年人的人数计算得出标准额，再按照收入的增减比例来确定。二号参保者负担的保费已由过去的固定比例转变为按收入来计算保费的总报酬比例制，即按照总工资的一定比例来计算每个月保费。此外还要预计下一个保险的三年期间将要花费在护理保险服务上的保费和地方支持的费用情况。但对于收入不同的参保者，则通过减免或增加一定比例的费用来调整不同收入者的保费，按照收入分层来最终确定参保者的负担情况。

与其他老龄化发展迅速的国家类似，日本高龄化带来的最严峻挑战之一就是照护费用的急剧上升，这主要是由于高龄人口的增加会加大对照护服务的需求量增长，使得在老龄化过程中个人所承担的保费不断上升。例如，2000 年刚开展护理保险时，日本75 岁及以上的高龄老年人为901 万，到2010 年、2015 年、2020 年分别增长到1419 万人、1646万人和1879 万人，预计2030 年还将激增至2278 万人，从而导致照护保险费逐年提高，如2000 年全国的平均保费为2911 日元，2015—2017年上升到5514 日元（如图5 - 1 所示）。据估计到2020 年、2025 年还将进一步增加到6771 日元和8000 日元❶。

关于给付方式，总的来说一号和二号参保者的条件和标准不同。65

---

❶ 厚生劳动省老健局. 日本的介护保险制度［R/OL］.（2016 - 11 - 10）［2019 - 09 - 21］. http：//www. mhlw. go. jp/english/policy/care - welfare/care - wel-fare - elderly/dl/ltcisj_ j. pdf.

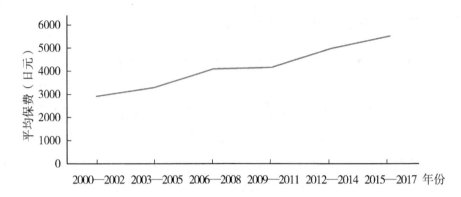

图 5 - 1　日本照护保险平均保费变化趋势

资料来源：厚生劳动省老健局．日本的介护保险制度［R/OL］．（2016 - 11 - 10）［2019 - 09 - 21］．http：//www. mhlw. go. jp/english/policy/care - welfare/care - welfare - elderly/dl/ltcisj＿ j. pdf.

岁及以上的一号参保者只要符合护理保险法中的规定，即因身体或精神上的残疾，使洗澡、排泄、进食等日常生活基本活动的全部或一部分持续一段时间不能完成，并处于需要介护的状态就可以使用护理保险服务。而 40～64 岁者则需要符合护理保险法中规定的特殊疾病才可以使用服务，如晚期癌症、阿尔茨海默症、帕金森综合症等。

　　日本的护理保险制度主要采取服务给付的方式，除了进行住房无障碍设施改造可以部分采用现金给付。采取服务给付的方式能够避免保险资金被用于其他方面，保证服务的供给内容和质量。而接受服务的参保者也需支付部分服务费用，个人承担的服务费比例按照个人收入高低来确定，一般在 10%～30%，收入越高个人支付的比例也越高。

五、照护需求评估

　　护理保险原则上是需要护理的被保险人根据自己的意愿，选择和决定利用哪种服务。需接受生活护理服务的被保险人应向有关门提出服务申请，由该部门通过实地核实、计算参照标准进行资格判定。有资格接受生活护理的申请人则根据本人身体具体情况决定是在家接受护理还是入住老年护理院接受日常生活护理❶。

为了防止给付滥用、把服务切实提供给真正需要的人，就要对长期照护申请者进行护理等级认定。一般的程序为：参保人或家人（或社区、机构的有关工作者）提出申请，在经过所在地护理保险管理部门确定保险资格后，接受专门的调查评估。

评估过程为：第一步，由专门的调查人员与老年人见面进行调查，通过有若干个项目的调查问卷获得老年人多方面的信息，再经过计算机程序分析后得出申请者的客观护理等级，如根据评估把申请者划分为一个拒绝资格和六个依赖性需求，依赖性需求中最轻的一级为预防性服务的"援助需求"，另外五个层次为"照护需求"。第二步，在调查与计算机评估的基础上，再结合医生意见，由卫生保健专业人员召开评估会议进行复审，审查计算机程序的分类，分析申请人的描述报告和家庭医生报告，讨论决定最适合的照护级别。复审可以改变第一步决定的级别。

根据评估的结果，照护需求的等级按照被评估者需要照料的时间分分为"要支援1~2级"和"要护理（介护）1~5级"（见表5-1）。

表5-1　日本按照料时间划分的护理等级及状态

介护等级	介护认定照料 时间标准	等级状态
要支援1	25~31分/天	能完成日常生活基本动作，工具性日常生活能力受限，需要一定帮助
要支援2	32~49分/天	工具性日常生活能力比要支援1低下，需要帮助
要介护1	32~49分/天	工具性日常生活能力比要支援2低下，需要部分介护
要介护2	50~69分/天	比要介护1严重，日常生活需要部分介护

❶ 陈许亚，宋健. 日本护理保险制度对中国城市独生子女家庭养老的启示[J]. 南京人口管理干部学院学报，2008（4）：53-55.

介护等级	介护认定照料时间标准	等级状态
要介护 3	70~89 分/天	日常生活和工具性日常生活动作都显著低下，需要全面介护
要介护 4	90~109 分/天	比要介护 3 严重，没有介护维持日常生活有些困难
要介护 5	110 分/天以上	比要介护 4 严重，没有介护不能维持日常生活

资料来源：高春兰，果硕. 老年长期护理保险给付对象的等级评定体系研究——以日本和韩国经验为例 [J]. 社会建设，2016（4）：25-33.

六、服务内容

以护理保险为基础的照护服务提供保健、医疗、福利在内的综合服务，这些服务可分为居家服务、社区服务和机构服务三大类。日本通过给老年人和家庭照护者税收优惠的方式鼓励老年人居家养老，并给予老年人充分的自主选择权。

（一）居家服务

指的是被保险人大部分时间住在自己家里接受各种服务。所能接受的服务种类大致有：上门护理（家庭服务员）、上门帮助洗浴、上门帮助康复、日托康复、居家疗养指导（医生上门诊断、治疗）、日托护理、短期入住机构设施、痴呆老年人共同生活护理、收费老年人福利院护理、租赁及购买福利用具费用、住房改装（安装扶手、拆除台阶等）。

由于护理保险制度实施的目的之一就是减轻家庭负担，强化家庭关系❶，因此为居家老年人提供必要的上门护理或日托照护等有助于帮助家庭完成难以开展的照护内容，特别是一些需要耗费大量时间、体力的劳动或有一定专业技能要求的照护活动。居家老年人的数量更大、范围

---

❶ 王伟. 日本家庭养老模式的转变 [J]. 日本学刊，2004（3）：98-109.

更广，因此护理保险覆盖居家老年人就能够切实使更多的老年人受益，这是护理保险制度能够持续受到参保人及其家庭成员欢迎的重要原因之一。

（二）社区服务

日本 2006 年就建立了"社区贴紧型服务"，提供包括随时上门照护、夜间应对型上门护理、社区日间照料、痴呆症应对型日托护理、小规模多功能型居家护理、社区老人介护福利机构入住者生活照料等多种立足于社区的服务。

在发展居家养老服务过程中，日本非常重视发挥社区的作用。1989年日本制定养老"黄金计划"，将一部分过去由都、道、府、县掌管的权限下放给市、町、村（区、街道），把养老的责任下放给社区和家庭，以居家养老、居所看护为发展方向，着力推行社区居家养老服务模式。

在社区居家养老服务模式中，政府在扮演主导角色的同时，也鼓励和支持社会力量的广泛参与。通过政府主导下的市场运营模式，实现了嵌入社区中的就近服务，使养老服务全方位地进入家庭，护理保险政策得以落地，社区居家养老服务面向所有老年人群体❶。

为了给社区中老年人提供便捷的照护服务，日本打造了"30 分钟养老护理社区"——在距离大概 30 分钟车程为半径的社区内，建设配备小型养老护理服务设施的新型服务社区，推行小规模多功能型居家养老护理和上门护理服务。小型多功能社区养老机构的床位数量一般在10～30 张，提供包括入住照顾服务、日托服务和居家上门服务在内的多种服务，承担着满足老年人主要需求的多项功能。这种小型多功能社区养老机构的优点非常明显，如灵活多变，可以适应社区老年人的不同需求。加之入住老年人多是邻居，彼此熟悉，便于互相交流照顾。

此外，针对痴呆老年人的照护问题，如果调查发现某个地区有许多

---

❶　彭莉莉. 日本养老福利制度及服务设施运营的启示［J］. 湖北社会科学，2011（8）：59－61.

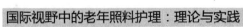

老年痴呆症患者，便在该地区建一个针对老年痴呆症的社区服务体系❶。这一措施能够有针对性地缓解越来越多的认知障碍老年人的照护难题，值得高龄化速度快、程度高的国家或地区参考借鉴。

（三）机构服务

机构服务是指入住到各种照护机构的被保险人所接受的服务。具体的机构有老人介护福利机构（特别护理老人之家）、老人介护保健机构（老人保健设施）、护理疗养型医疗机构（疗养型病床、老年人痴呆病疗养病房）等。

失能程度在 3 级以上的中重度老年人是介护福利机构服务的主要接受者。在这类机构中老年人除了可获得包括餐食、如厕、洗澡等基本日常生活照料服务外，还可获得健康管理、康复训练等一系列保健服务，很多机构还提供临终关怀。对于失能程度较高的老年人来说介护福利机构是其主要选择。

老人介护保健机构所提供的服务主要面向从医院出院后需要一定专业照护或机能训练的老人。介护保健机构通常是医院和家庭之间老年人的一种照护选择。而目前日本的护理疗养型机构则主要为那些失能程度高并需要长期医疗照护服务的人提供专业服务，包括临终关怀等。

日本的老年照护服务机构分类详细，全面覆盖了各类人群的需求。当前的养老服务机构以护理保险机构为主，介护老人福利机构、老人保健机构、介护疗养型医疗机构、老年认知症机构等类型互为补充，相辅相成，组成一个全面覆盖各类老年人群需求的养老服务系统。不同类型的机构根据介护程度相应配备不同数量的人均使用面积、人均护理定员数和按相应比例配备医师、介护士等 8 个工种的专业工作人员，从申办、营运、管理等每个环节都有系统化、规范化的评估体系。

其实以护理保险为基础的照护服务除了居家服务、社区服务和机构

❶ 丁英顺. 日韩两国居家养老服务比较及启示［J］. 日本问题研究，2013 (4)：60-66.

服务外，在日本还可以利用护理保险开展地方支持事业服务。这一类型服务的资金虽然也由护理保险金支付，但各地可自行决定服务内容、价格和数量等。地方支持事业服务通常包括介护预防、日常生活支持综合服务、涵盖型支持服务、任意服务几种。但对于任意服务，部分资金来源于照护保险，市町村还需支付其他部分。

七、服务的选择与服务价格

选择怎样的照护服务方式和服务机构也是一个需要专业干预的环节。日本通过各类专业人士为护理保险服务接受者提供帮助。对于需要照护的参保者，由所在地有关部门的社会工作者、保健医生、护士或个案管理师等专业人员根据申请者的情况协助选择适宜的服务。

然后申请者和专业人员在居家、社区和机构这几种基本服务中进行选择。对于居家和社区服务，需要根据申请者的失能程度和护理需求程度来确定，但一个重要的前提是要考虑护理保险规定的各级别社区和居家服务的给付限度，如介护5级的社区居家服务限度是360650日元，而要支援1级的限度则仅为50030日元。如果服务使用超过限额，使用者就要承担全部费用；而且即便是在限制额度内，使用者也要承担10%~30%的费用比例，以此来控制照护服务接受者在社区和居家服务使用时的费用支出。但对于机构照护服务则没有服务上限的限制。根据当地可供选择的机构清单，申请者与专业指导人员（通常是个案管理师）在考虑身体状况和各种参考因素的基础上做出选择。

照护服务的价格是一个影响服务使用和质量的重要因素。日本介护服务的价格根据服务内容、所在地区、服务程度和时长等综合因素而定，是一个细致的价格确定体系。

首先对于照护服务有全国统一的基本服务费用标准。以这个基本费用为基础，再结合服务提供者和使用者的情况来加分或减分。总的来说，介护服务价格的计算方式如下：

服务价格＝地区加分金额（10×员工费比例×地区附加比例＋10）

日元×服务分数❶

其中，员工费比例根据服务内容和员工情况来确定。这是由于各类服务占用的服务人员数量及其服务内容有差异，因而造成服务成本的不同。目前主要有70%、55%、45%三种。例如，员工费率为70%的服务有上门医疗护理、上门入浴照料、夜间上门照护等；员工费率为55%的服务项目如短期入住生活照料、小规模多功能型居家照料、日间康复训练等；员工费率为45%的服务多为一些机构照护服务，如特殊机构日常生活照料、痴呆症照料、照护服务机构照料、社区老年人照护服务机构照料服务等。

地区附加比例则是根据日本各地的经济发达程度和物价来定，有附加比例的地区分为1~7级，各级别的附加比例不等，分别为1级（20%，如东京地区）、2级（16%）、3级（15%）、4级（12%）、5级（10%）、6级（6%）、7级（3%）。而绝大多数地区没有设定级别，即地区附加比例为1。

介护服务价格的另一个重要参数是服务分数。服务的评分由基本服务分和加分两部分构成。基本分根据每次服务的统一价格、使用时长、照护程度等来决定。对于各种照料服务或预防服务首先有相对应的统一价格，然后再根据各个服务项目的多个影响条件进一步细化基本分，如护理机构的条件、居住房间入住人数、护理照料时间的长短、护理人员的资质等，这些具体条件综合起来会增加或扣减基本分。

八、制度的特点与改革

日本的照护保险制度已经发展成比较成熟的系统的制度模式，对高龄化程度越来越高的日本社会发挥了显著的保障作用。但照护问题显然不是仅靠照护保险制度就能解决，真正能够适合老年人需求的、可获得

---

❶ 介護報酬の単位加算表（地域区分別）［R/OL］.［2020 - 04 - 21］. https：//www. minnanokaigo. com/guide/care - insurance/area - adjustment/.

的、负担得起的、高质量的、可持续的照护体系还必须依靠家庭、个人、政府、社会的力量共同协作，优势互补，整合财力、物力、人力等各方面的资源。日本以照护保险为核心的照护模式主要有以下六个方面的特点。

第一，以社会保险的形式应对老龄化下的照护挑战能够在较大范围起到保障作用。

日本的照护保险充分体现了依托国家、社会和个人的力量为由于年老或失去生活自理能力的人提供生活和医疗照护，是一种典型的社会保险制度。自从 2000 年日本出台《护理保险法》以来，这一制度就有效弥补了家庭照护能力日益衰弱的不足，为有照护需求的老年人提供可谓全方位的照护服务。与没有建立制度化照护模式的国家或地区相比，日本正是在照护保险制度的驱动下，迅速发展起越来越丰富的照护服务内容，从社区、居家到机构均受益于该保险制度的基础性保障，使人们在进入老年期后多了一道可规避失能照护风险的屏障。社会保险而非商业保险的形式使那些低收入甚至无收入者也可获得基本的照护服务，真正体现了护理是老年人应该享受的权利的根本内涵。

第二，保险涵盖的照护服务细致多样，为老年人从健康预防到临终关怀提供了多元化选择。

相对于家庭照护来说，正是由于护理保险制度的支持，使各种专业化、多元化的照护服务内容应运而生，且照护标准不断细化，服务质量也有可靠保障。围绕社区、居家、机构这三大领域的照护服务类型多种多样，从预防性服务、基本生活护理、住宅改造到日间照料、夜间访视、痴呆患者照护、临终关怀等，覆盖了人们从健康教育到功能下降、轻度、中度、重度失能以及临终等健康变化过程，并不断细化或完善与各个阶段相对应的服务设施、技术、内容、质量等，能够满足不同阶段、不同层次老年人的照护需求。可以说护理保险制度改变了以前只针对患有疾病的老年人提供医疗服务的状况，这对提高老年人的生活质量起到不可忽视的作用。

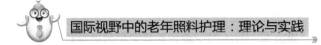

第三，始终重视并不断修订更新制度规定、条件标准等是照护保险制度能够延续发展的重要因素。

从日本护理保险制度的产生、发展历程来看，不断根据出现的或预期将要产生的问题进行调整、修订是其突出特点之一。之所以进行多次修订不仅是为了平衡保险资金压力，也有老年人口照护需求变化、照护人力资源等多重原因。针对不同时期出现的问题，日本通过调整保险制度控制保险支出的快速膨胀问题，如对保费范围做出改变、增加预防服务以减缓失能程度加剧带来的费用激增、推动居家和社区照护服务的发展以延长老年人在家庭和社区中生活的时间等，特别是改变了过去不论老年人收入情况均按同样比例负担照护服务费的方式，而采用根据收入高低来划分负担比例，这一调整使保险支出得到合理控制。

正是这种及时修订的方式不仅在一定程度上弥补了资金不足带来的滚雪球效应，更重要的是能够根据人口、社会、经济状况以及老年人及其家庭状况的变化做出适时回应，这种在制度建设上灵活掌控、不断推进的方式是确保护理保险尽管遇到诸多困难，但至今依然持续进行的缘由之一。

第四，通过税收优惠和在家福利等对策维系家庭的养老照护作用。

在日本，虽然已建立了发达的社会化养老保险制度，但这并不排斥家庭在养老中的巨大作用，家庭具有多种功能，养老也是家庭基本功能之一。老年人除了需要经济保障外，还需要心理慰藉和生活照料，而居家养老则可以满足老年人的这些需要。居家养老是指以家庭为核心、以社区为依托、以专业化服务为依靠，为居住在家的老年人提供以解决日常生活困难为主要内容的社会化服务。为了使居家养老成为可能，继续发挥家庭的养老功能，日本政府采取了有力措施，在税收、贷款方面实行优惠政策，不仅对65岁及以上的老年人免除一部分收入所得税和居民税，而且对赡养老年人的亲属，也可以免除一部分收入所得税和居民税。如果所抚养的老年人超过70岁，或者卧床不起和身体有障碍者，

免除的收入所得税和居民税的数额还可以提高。❶

为推行家庭养老，日本还实行与之相配套的在家福利对策。一是推行"老年人家访看护制度"，派遣家庭服务员，以增强家庭养老的社会服务功能。1989 年 12 月制定了"高年龄者保健福利十年战略"，其中主要内容之一就是推进在家老年人的福利服务事业，完善老年人的综合服务。1992 年《老年人保健法》修改后，实施了"老年人家访看护制度"。这样形成了住在家里，养靠社会，有日本特色的（社会养老—家庭照护）养老模式。二是为住在家中的 60 岁及以上老年人服务，服务内容有家庭帮助服务、疾病防护、访问介护、访问看护、提供福祉用具、精神陪护等，从老年人的健康防护到衣食住行，从物质生活到精神需要，都在服务的范围之内。

第五，多种途径加强社区服务把各类老年人的照护需求化解在社区。

通常居家与社区服务多针对相对健康、独立程度较高的老年人，而失能、痴呆老年人的照护常以机构为主，家庭也承担了这类老年人大量的日常生活照料。为了让从健康到不健康甚至重度失能的老年人都能够在自己熟悉的社区中生活，日本通过多种政策措施提升社区照护能力。在护理保险方面，调整保费范围，开展预防服务和预防支付，对社区护理体系的发展起到有力的推动作用。

日本的社区服务以老年人住所为中心，根据老年人的健康类型提供相应服务，如对健康有活力的老年人、有轻度功能障碍的老年人主要以介护预防和生活支持服务为主；对失能的老年人、痴呆的老年人则可选择社区的介护老年人福祉机构、介护老年人保健机构、认知症共同生活介护、特定机构入住者介护等。日本的社区中都设置有小规模的护理中心，居家的老年人可以白天到中心来活动或就餐，同时护理中心也可为

---

❶ 李鹏军. 日本家庭养老及其对我国的启示 [J]. 重庆教育学院学报，2009 (3)：91 - 94.

入住的失能老年人提供服务。

通过与医院的合作为社区里的老年人开展日常医疗服务和疾病入院服务也是日本社区护理体系中的重要部分，而且近年来护理保险等政策中也更加强调社区医疗护理的必要性。医院为社区老年人的快速入院、日常疾病诊疗、家庭病床都提供了便捷服务。

第六，注重专业护理人员的培养和队伍维系。

培养专业的护理人员是发展居家养老服务事业的关键。日本通过《社会福利士和介护福利士法》《福利人才确保法》，规定护理人才应具备的工作能力和专业技术知识能力，并推出资格证书制度，从法律上对护理人员进行培养及给予其应有的经济、社会地位的保障❶。日本政府为了确保护理人员的服务质量，制定了严格的护理人员上岗资格考试制度，需先取得资格后才能上岗。日本从事老年人护理服务的人员大致分为两类，第一类称为福利护理员，第二类称为访问护理员。福利护理员需要进行两年的正规学习，并通过国家统一考试，考试合格后才能取得上岗资格，他们一般在护理设施内就职，从事技术性较强的护理服务。"福利护理师"资格是 1987 年制定的《护理福利师及社会福利师法》中规定的国家资格，而获得该资格的条件较高。访问护理员分为高级、中级、初级三个级别，分别从事管理、护理、家政等工作。

日本颁布了非常详细的机构结构及人员配置要求，由地方政府进行检查，如果配备不符合要求，则以减少项目拨款作为处罚。各级政府各自负责，重视非常规检查及人员培训。

但面对老龄化程度日益攀升的人口发展态势，加之多年来日本一直处于低生育水平、较低经济增长状况，照护保险制度也遇到很多严峻的困难。主要表现在资金不足、护理人力资源匮乏等方面。其中，护理资金的压力和可持续性问题尤其突出。如何平衡个人、企业、政府之间的

---

❶ 解芳芳，朱喜钢. 中日社区居家养老模式对比研究——基于社会嵌入理论视角 [J]. 中国名城，2016（11）：75－82.

资金责任并能持续满足高龄化带来的艰巨护理压力是日本护理服务体系最棘手的难题。

此外，各类护理人才短缺问题是制约日本照护服务体系发展的一大因素。一方面，虽然各种政策措施一再激励护理人员的招募和维系，但愿意从事护理事业的新生一代劳动力依然匮乏，因而日本近些年大力扩展在亚洲其他国家和地区招募护士、护工等劳动力，在就业培训、入籍等政策上给予优惠；另一方面，由于日本护理人员短缺，导致在人口密集的城市护理成本越来越高，一些日本老年人开始寻求到其他邻近国家养老。可见即便是在以照护保险制度作为基石的日本，也难以解决护理人员不足的困境。

第六章　韩国的护理保险与
老年照护模式

　　从人口老龄化的发展特点来看，韩国是中日韩三国中老龄化速度最快的国家。以2004—2007年为例，在这三年中韩国65岁及以上老年人口比重由8.51%上升为9.81%，65岁及以上人口年均增加率为5.39%，是总人口年均增加率的十倍多。老龄化伴随而来的社会问题就是随着高龄老年人的增加，体弱多病、失智、失能等需要照顾的老年人急速增长。数据显示，2017年韩国65岁及以上老年人中仅有37%认为自己身体健康。癌症已经成为韩国老年人的主要死亡原因，其次是心脏病、脑血管疾病和肺炎[1]。同时，研究表明韩国老年人的痴呆发生率为9.2%，明显高于西方和其他亚洲国家[2]。失能失智对老年人自身以及配偶、子女等家庭成员都会带来难以忽视的压力。

　　此外，家庭结构的小型化核心化、老年人夫妇家庭或独居老年人家庭的增加、女性参与经济活动的增多都使家庭照护功能不断弱化。随着韩国社会老龄化程度提高，老年人医疗利用率与其他年龄段的人口相比

---

　　[1]　Statistics Korea. 2018 Statistics on the Aged［R/OL］.（2018 – 09 – 27）［2020 – 04 – 11］. http：//kostat. go. kr/portal/eng/pressReleases/11/3/index. board? bmode = read&bSeq = &aSeq = 384059&pageNo = 1&rowNum = 10&navCount = 10&currPg = &searchInfo = &sTarget = title&sTxt = .

　　[2]　Kim Y J, Han J W, So Y S, et al. Prevalence and Trends of Dementia in Korea：a Systematic Review and Meta – Analysis［J］. Journal of Korean Medical Science, 2014, 29（7）：903 –912.

大幅增加。日渐加重的老年人医疗费用给老年人家庭带来较大的负担❶。2018 年韩国老年人的医疗费用支出相比于 2017 年增长了 14.7%，高于同期总人口的医疗用费支出增长率（11.9%）❷。如何解决老年人的照料护理问题已经由家庭内部责任逐渐转化为突出的社会问题。

一、韩国老年人照护的背景与演进

面对人口老龄化的挑战与老年人照护负担，原有的韩国老年护理服务政策所存在的局限性显露无遗：高收入者和低收入者都有相应的照护制度，而中等收入者缺乏社会保障，也无力支付市场化的服务费用，再加上日益增长的老年人医疗费用，韩国政府亟须合理区分照护和医疗来控制老年人医疗费用。通过向日本学习，韩国在 2001 年提出要推行长期护理保险制度，但是鉴于本国当时的护理机构和人员不足，需要一套中长期的规划来确保制度推行时有充足的服务供给，因此计划暂时未实行。2002 年 11 月，韩国政府发布了《扩充老年护理机构十年计划》，计划每年扩充 100 所老年护理机构。实施三年后，政府认识到如要在 2008 年实行长期护理保险制度，护理机构和人员都不充足，于是在 2005 年 9 月发布了《老年护理机构综合投资计划》，计划在 2006—2008 年，集中投资建设 919 所老年护理机构，以满足制度实施的需要。尽管韩国政府做了很大努力，但是到制度实施计划的最后一年（2008 年），护理机构和人员充足率也只达到了 66%❸。事实上，在该制度实施后，为了应对设施的不足，政府放宽了护理机构和人员培训机构的准入条

❶ 詹军. 韩国老年人长期护理保险制度述要——兼谈对中国建立养老服务新体系的启示 [J]. 北华大学学报（社会科学版），2016（2）：44-51.

❷ Statistics Korea. 2018 Statistics on the Aged [R/OL].（2018-09-27）[2020-04-11]. http：//kostat. go. kr/portal/eng/pressReleases/11/3/index. board? bmode = read&bSeq = &aSeq = 384348&pageNo = 1&rowNum = 10&navCount = 10&currPg = &searchInfo = &sTarget = title&sTxt =.

❸ 李光宰. 老年长期护理保险制度政策形成过程的日韩比较 [M]. 韩国京畿：共同体出版社，2010.

件，但也带来了一些负面影响。

2008 年 7 月韩国开始实施长期护理保险制度。自该制度实施以来，韩国政府继续不断加大机构建设力度。2014 年年底，长期护理机构数达到 16543 所，比 2013 年增加了 5.23%。在 2014 年的护理机构中，居家护理机构数为 11672 所，护理设施机构数为 4871 所，分别比 2013 年增加了 5.57%和 4.8% ❶。护理机构的发展是长期护理保险制度实施的基础和条件，正是由于居家护理机构和护理设施机构的数量逐渐增长，才使服务能够覆盖更多有护理需求的老年人。

二、韩国护理保险制度的形成

从韩国人口老龄化和护理服务政策的背景可知，针对老年人口的增加、老年慢性疾病发病率增多、高龄老年人生活不便以及老年痴呆病患者人数激增等社会现状，韩国于 2008 年实施了以《老年长期护理保险法》为核心的老年护理保险制度。韩国成为继日本、新加坡之后，通过立法形式实行长期护理制度的第三个亚洲国家。该制度为在人口稠密国家解决老龄社会所面临的养老问题提供了理论基础和基本思路。

在对以往的老年社会保障模式进行反思的基础上，韩国借鉴德国及日本的养老制度，引进护理保险法，将护理老年人的家庭照料模式通过社会保险这一社会契约形式加以规范化、社会化、制度化、专业化。韩国长期护理保险制度是为因高龄或患有老年疾病等原因，6 个月以上日常生活难以自理的老年人提供身体活动或家务劳动等长期护理的社会保险制度。依据《老年长期护理保险法》第一条，"老年人长期护理保险是以规定针对因高龄或老年人疾病等原因，为生活无法自理的老年人提供身体活动或支援家务劳动的长期护理保险相关事项，使老年人增

---

❶ 詹军. 韩国老年人长期护理保险制度述要——兼谈对中国建立养老服务新体系的启示 [J]. 北华大学学报（社会科学版），2016（2）: 44 – 51.

强健康并稳定生活，减少其家属的负担，提高国民生活质量为目的"。相对于以往老年人福利的制度与法规（见表6－1），《老年长期护理保险法》无论是服务对象、服务提供还是资金来源等方面都有明显拓展。

表6－1　韩国长期照护保险与原有老年人福利服务体系的区别

项目 \ 法案 \ 类别	长期护理保险	原有老年人福利服务体系
	《老年长期护理保险法》	《老年人福利法》
服务对象	普遍制度 65岁及以上有长期照护需求的老年人以及低于65岁患有痴呆或其他老年性疾病的患者	限于特定对象（选择性） 低收入群体，包括国民基础生活保障金领取者
服务选择	根据使用者与赡养家属选择来提供服务	地方自治团体决定（提供者为主）
资金来源	长期护理保险费＋国家与地方政府承担＋使用者个人承担	国家与地方政府承担

资料来源：National Health Insurance Service. Long－term care insurance［R/OL］.［2020－03－12］. https：//www. nhis. or. kr/static/html/wbd/g/a/wbdga0504. html.

但韩国的护理保险制度并非仅靠《老年长期护理保险法》来保障，事实上，一系列与老年人各领域需求有关的法律法规都不同程度地对照护问题起到促进或辅助作用。韩国关于老年福利保障的法律法规基本可以分为四类：以所有老年人为对象的《老年人福利法》；关于老年人照护保险的《老年人长期护理保险法》和推动老年人就业的《老年人雇佣促进法》；关于老年人生活扶助的《基础老龄年金法》；保障老年人福利服务的《残疾人、老人、孕产妇方便增进保障法》和《老年人亲和产业振兴法》。这些法律法规对于老年人的经济保障、就业保障、弱势老年人保障等发挥了基础性作用。这一系列相关法律法规的设立为韩国从传统的家庭养老向社会养老的顺利过渡做出了不同

的贡献，大大提高了韩国老年人的生活质量，对稳定社会、促进经济
发展起到了良好作用。

而对老年人的长期照护需求来说，法律制度的核心则是《老年长期
护理保险法》。经过这些年的发展，韩国的长期护理保险制度在立法过
程、覆盖人群、服务等级认定、筹资与给付、设施建设与护理人力培养
等方面已经基本定型并形成了自身的特色。

三、护理保险资金来源

韩国的老年长期护理保险主要采用长期护理保险与国民医疗保险相
捆绑的形式，即国民医疗保险的投保人自然是长期护理保险的投保人。
按照《老年长期护理保险法》，资金的来源主要包括保险金（60%）、
国家和自治体（20%）、自负（20%）等。在养老护理保障制度上，韩
国设立强制性公共养老保障计划，强调养老护理保险的社会属性和公平
原则，建立社会安全网❶。

韩国长期护理保险的保费总额则与国民医疗保险的保费和长期护理
保险的费率相关，即被保险人需要支付的长期护理保险的保费由已经支
付给国民医疗保险的保费乘以长期护理保险保费的费率确定❷。2008 年
长期护理保险保费的费率是 4.05%，到 2009 年，这一费率增长到 4.78%，
随后《长期护理保险法》得到修正，2010 年至今这一费率固定为
6.55%。

2009 年以来，韩国长期护理保险的保费不断增长，见表 6 - 2。从
个人来看，受雇群体每月平均长期护理保险的保费从 2009 年的 3177 韩
元上升到 2015 年的 6472 韩元，而自雇群体每月平均长期护理保险的保

---

❶　丁英顺. 日韩两国居家养老服务比较及启示 [J]. 日本问题研究，2013
(4)：60 - 66.

❷　Sunwoo D. The present situation and problems of the long - term care insurance in
South Korea: from comparative perspectives between South Korea and Japan [J]. Japa-
nese Journal of Social Security Policy, 2012, 9 (1): 49 - 60.

费也从 2968 韩元上升到 5279 韩元。由于 2010 年后长期护理保险的费率固定，因此这主要是国民医疗保险保费增长的结果。

表 6-2　2009—2015 年韩国不同群体每月平均长期照护保险的保费

（韩元）

年份　群体类型	2009	2010	2011	2012	2013	2014	2015
受雇群体	3177	4700	5383	5792	6025	6244	6472
自雇群体	2968	4400	4712	4915	5078	5135	5279

资料来源：National Health Insurance Service, Yearbooks of Long – Term Care for the Elderly Statistics. 2009—2015 ［R］.

就资金来源而言，韩国长期护理保险资金的来源主要包括保险金、国家补贴和个人自负，三者各自的占比为 60%、20% 和 20% ❶。但实际上，政府给予的补贴往往达不到每年长期照护保险保费收入总额的 20% ❷。除了在长期照护保险实施的第一年韩国政府提供了保费收入总额的 25.3% 作为补贴，随后每年的国家补贴占保费收入总额的比例都在 20% 以下，到了 2015 年，这一数字也仅为 17.9%，如图 6-1 所示。这很可能是因为韩国的长期护理保险在早期收取的保费总额非常小，随着国民医疗保险保费和长期护理保险费率的上升，政府补贴的比例有所下降。虽然这一比例仍低于 20% 的法定门槛，但自长期护理保险推出以来，长期护理保险账户内一直保持盈余状态，因此，在短期内韩国长期护理保险仍然表现出良好的可持续性 ❸。

---

❶ Sunwoo D. The present situation and problems of the long – term care insurance in South Korea：from comparative perspectives between South Korea and Japan ［J］. Japanese Journal of Social Security Policy, 2012, 9（1）：49 – 60.

❷ Choi Y J. Long – Rerm Care of Older Persons in the Republic of Korea ［J］. Bangkok：United Nations Economics and Social Commission for Asia and the Pacific, 2015.

❸ Duk S. Public Long – Term Care Insurance Program for the Elderly（LTCI）Performance Evaluation and Policy Implications ［R］. Policy Report 2017 – 02, 2017.

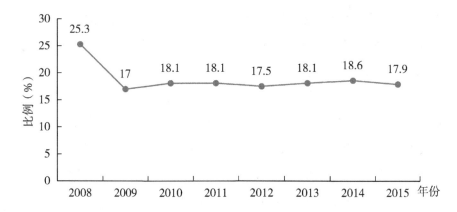

图6-1　韩国政府补贴占长期照护保险保费收入总额的比例

　　资料来源：National Health Insurance Service，Yearbooks of Long – Term Care for the Elderly Statistics. 2009—2015〔R〕.

四、需求评估与给付范围

　　韩国的全体国民都必须参加健康保险，全体国民均可享受老年人长期护理保险，但是未满65岁的人只有患老年性疾病时才能得到护理服务，目的在于让更多人享受护理保险服务。

　　韩国申请给付资格有两条标准，一是65岁及以上的老年人，二是年龄小于65岁但患有如阿尔茨海默症等"老年病"的人，满足任何一个条件都可以申请给付。在申请程序上，一般由护士、社会工作者等卫生福利部门的工作人员通过家访评估申请人的身体功能、心理认知功能、对照护和康复治疗的需求程度，采用标准化方式评估其日常生活能力（简称ADL）；再由医师、个案管理者和社会保障专业人员组成的评委会对个人申请进行评估，根据涉及52个维度的心理和身体状态的清单计算出总得分，将申请人划分为五个等级水平。

　　从老年人长期照护的等级评定上看，申请人想要获得长期照护给付资格必须经过相应的资格评定。一般而言，采用长期照护资格清单（LTCI eligibility checklist）对申请者进行照护等级评定。该清单主要针对申请者的医疗与身体功能状态进行审核，包含身体功能（如穿衣脱衣、上厕所等）、认知和认知功能（对现在时间、地点、年龄的知晓程度等）、行为问题（妄想症、抑郁症、幻觉等）、护理需求（压力得分等）、康复需求（移动能力、关节问题等）五个方面。将每项等分加总后换算成 100 分，申请人总得分低于 45 分被视为不符合长期照护服务资格❶。表 6 - 3 所示为韩国老年人长期照护得分等级评定的具体要求。需要说明的是，第 5 级仅适用于痴呆症患者以及得分在 45 ~ 51 分的申请者（不包含 51 分）。对不属于长期照护 5 个得分等级但仍有照料需求的老年人可申请老年护理服务包（Elderly Care Package Services）。

表 6 - 3　韩国老年人长期照护得分等级评定

等级	精神和身体状况	长期照护评定得分
1	在日常生活的各个方面都需要帮助	得分≥95
2	在日常生活的大部分都需要帮助	75≤得分<95
3	在日常生活的一部分需要帮助	60≤得分<75
4	在日常生活的较小一部分需要帮助	51≤得分<60
5	痴呆症患者以及45≤得分<51	45≤得分<51

资料来源：National Health Insurance Service. Long - term care insurance ［R/OL］. ［2020 - 3 - 12］. http：//www. longtermcare. or. kr/npbs/e/e/100/htmlView？pgmId = npee301m03s&desc = JudgmentRating.

图 6 - 2 为韩国长期照护资格的评定流程，申请者提交申请并经过长期照护资格清单审核与计算得分后，相关人员需要提交医疗意见（the medical opinion）以及其他必要材料给长期照护需求委员会（The Need Assessment Committee）进行审议。长期照护需求委员会有 15 名成员，其中包括由长期照护保险公司指派的八人、由地方自治团体指派的七人。自申请者提交申请之日起，长期照护资格评定周期最长为 30 天（可视情况最多延长 30 天）。《长期照护保险法》第十五条规定，当长期

---

❶　Choi Y J. Long - term care of older persons in the Republic of Korea ［R］. Bangkok：United Nations Economics and Social Commission for Asia and the Pacific，2015.

照护需求委员会认定申请者满足申请条件并且申请者在没有协助的情况下无法从事日常生活超过 6 个月便可认定申请者应接受长期照护服务。

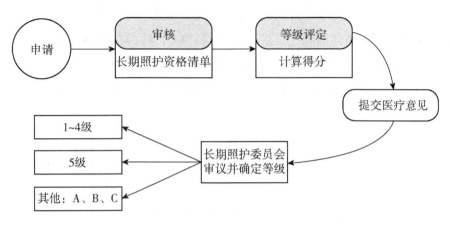

图 6 - 2　长期照护资格评定流程

资料来源：National Health Insurance Service. Long - term care insurance ［R/OL］. ［2020 - 03 - 12］. http：//www. longtermcare. or. kr/npbs/e/e/100/htmlView? pgmId = npee301m03s&desc = JudgmentRating.

自 2008 年以来，韩国长期照护保险的实施使大量有长期照护需求的老年人获得保险给付资格，为晚年期的健康生活提供了有力支持，见表 6 - 4。2008 年韩国共有 214480 名 65 岁及以上老年人符合长期照护的评定资格，占老年人人口比重的 4.2%。随着韩国长期照护保险覆盖范围不断拓展、内容不断完善，2015 年韩国符合长期照护资格的老年人为 467752 人，占老年人口的 7%，比 2008 年多出约 25 万人，表明韩国长期照护保险的受益人数出现了明显增长。

表 6 - 4　符合长期护理保险资格的老年人数与占比

年份 项目	2008	2010	2011	2012	2013	2014	2015
符合资格人数（人）	214480	315994	324412	341788	378493	424572	467752
占老年人口比重（%）	4.2	5.8	5.7	5.8	6.1	6.6	7.0

资料来源：Duk S. Public long - term care insurance program for the Elderly （LTCI） Performance evaluation and policy implications ［R］. Policy Report 2017 - 02，2017.

与日本的长期照护保险相比，韩国的长期护理保险制度要求全体公民都需参保，但仅有65岁及以上有长期照护需求的老年人以及低于65岁患有痴呆或其他老年性疾病的老年人才可享受给付，且保险金个人承担部分较多，整体福利性稍差。在给付规模上，韩国在2008年制度实施之时，只把占1.7%的65岁及以上老年人纳入护理保险给付范围之内，而日本在2000年认定的介护保险给付对象规模占到老年人的11.7%。韩国对给付条件的规定要比日本更严格，相当多的轻度失能老年人被排除在制度之外。

此外，对于农村边远地区或没有疗养设施的地方，因设施极度欠缺和自然条件限制，不得不依靠亲友提供护理。按照护理保险制度，对这些群体实行现金给付，以鼓励承担家庭护理的人，这是与日本的不同之处（日本的护理给付只限定现物给付），只是现金给付的金额与居家养老服务的额度相比非常低。

五、服务内容

韩国《老年长期护理保险法》的给付内容主要包括居家服务、设施服务和特别现金给付等部分。居家服务包括上门护理、上门看护、上门洗浴、昼夜护理、短期护理、其他服务（租赁福利用具）六种服务。老年人居家服务类型及主要内容见表6-5，这六种居家服务类型基本涵盖了老年人在家庭内部所需的养老服务内容。设施服务包括老年人疗养设施和小规模老年人疗养共同生活设施。特别现金给付包含家庭疗养费、特例疗养费及疗养医院护理费。韩国护理保险制度通过上述服务类型为老年人提供护理与照料服务。

表6-5　韩国老年人居家服务类型及主要内容

服务类型	主要内容
上门看护（Home visit care）	协助进行身体活动、家务劳动等
上门洗浴（Home visit bathing）	使用设施帮助老年人洗澡

服务类型	主要内容
上门护理（Home visit nursing）	提供医护服务、协助治疗、提供护理意见、口腔卫生服务等
昼夜护理（Day and night care）	协助老年人身体活动、提供教育或培训等以维持和提升老年人精神和身体状态
短期护理（Short – term respite care）	在一定时期内，将老年人送入长期护理机构协助其进行身体活动或提供教育培训项目等
其他服务（Other benefit for home care service）	提供必要的辅助器具以支持老年人的日常生活和身体活动，维持和提升老年人的认知功能或通过上门服务的方式协助康复

资料来源：依据韩国《老年长期护理保险法》整理。

根据老年人的长期照护等级，不同服务项目的每月支付标准上限不同，见表 6-6。例如，属于 1 级照护的老年人在使用上门护理等五项居家服务时每月的支付额度为 1196900 韩元，而五级的每月护理费用为 784100 韩元。

表 6-6　居家服务每月支付标准　　　　　（韩元）

护理等级	1 级	2 级	3 级	4 级	5 级
支付标准	1196900	1054300	981100	921700	784100

注：此处居家服务包含上门护理、上门看护、上门洗浴、昼夜护理、短期护理。

设施服务包括老年人疗养设施（Aged Care Facility）和小规模老年人疗养共同生活设施（Senior Congregate Housing）。不同类型的设施服务也因老年人所属的不同照护等级而有不同的支付标准。例如，在老年人疗养设施使用上，评定为第一等级照护资格的老年人每日的费用为

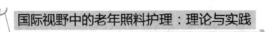

57040 韩元，第五级则为 48810 韩元。

特别现金给付包含家庭疗养费（Family care benefit in cash）、特例疗养费（Exceptional care benefit in cash）、疗养医院护理费（Nursing expenses of a geriatric hospital）三个部分。具体来看，家庭疗养费主要面向以下三类人员：一是老年人居住区域拥有较少的长期护理机构（如偏远岛屿或地区）；二是由于自然灾害老年人无法使用长期护理机构提供的服务；三是由于身体、精神或者个性原因，老年人由其家庭进行长时间照料。特例疗养费一方面是指老年人获得了相当于家庭护理或机构护理的长期照护服务，受益于老年护理设施或类似的机构或设施而非来自长期护理机构的服务，国家健康保险公司据此可以偿付部分费用；另一方面是当老年人获得非指定的长期护理机构提供的长期护理服务时可使用特例疗养费。疗养医院护理费主要用于老年人入住老年病医院时可支付部分费用。

除了居家照料服务外，机构护理服务也是韩国长期照护的重要组成部分。《老年人长期护理保险法》指出机构护理服务是为享受长期护理服务的老年人入住老年护理机构提供的医疗服务。为了便于老年人进行选择，长期护理机构应当及时公布机构设施和人力资源等信息。

韩国《老年人福利法》将老年人福利设施划分为老年居住福利设施、老年医疗福利设施、老年休闲娱乐设施、老年居家福利设施及老年人保护专门机构五类❶。其中对每一类设施的具体分类、设立目标、入住使用对象以及设立程序等都有明确的规定，五大类又细分为 16 个小类，涵盖了老年照护的方方面面，这样的精细化规定能够最大限度满足老年人的照护需求。

在韩国，对居家老年人提供服务的主要机构有老年福利馆和社会福利馆。这种设施的一部分是由政府直接运营，但大部分是由基督教、佛

---

❶ 林宗浩. 韩国老年人福利法的变迁及对我国的启示［J］. 法学论坛，2012（5）：155 – 160.

教等宗教团体或民间的非营利团体来运营，这些部门主要受政府的委托从事福利事业。从服务内容上看，韩国的护理保险法能够真正满足老年人多样性的护理需求，在服务种类和服务时间的安排上也比较周到细致，有日常生活护理和特别护理等服务，时间上能保证24小时的全程服务，而且明确划分了详细的护理服务等级和收费标准。在保险费用的收支上明确了政府、机构和个人三方的权利与义务❶。

　　韩国以长期护理保险制度为基础和核心，构建了以"居家养老"为导向的社会化养老体系。护理保险法的实施显然是需要相配套资源支持的，护理服务的基准是居家服务，但是依靠家庭的前提是为家庭提供更多的支援，这种支援表现为社区服务的兴起。韩国通过社区资源服务中心提供多样的服务，对多种福利设施资源进行整合，将护理服务设施和社会服务相结合，保障服务的及时和快捷。以社区支持为依托来开展照护服务，实现家庭照护服务主体的多元化，更大范围地利用和整合老年人照护资源。

六、人力资源与质量控制

　　照护人员是保障照护服务提供的基础，因而韩国在培养养老护理人员方面也做了大量努力。韩国《老年长期护理保险法》中规定，护理人员配置标准是给不同福利设施分配不同人数和等级的护理人员。根据该标准，养老设施给每2.5名老年人分配1名护理人员，共同生活家庭给每3名需要照护者分配1名护理人员。经营老年福利设施的人有义务在老年福利设施内配置能够履行专业职能的养老护理师，为老年人的身体运动和家务活动提供服务。

　　在韩国，护理人员通过理论学习和实习最终得到认证书。认证书分为两个等级，持有一级认证书证明的护理人员可以给老年人提供身体活

---

❶　杨岚. 韩国老年护理制度及其对我国的启示［J］. 郑州轻工业学院学报（社会科学版），2011（3）：49－53.

动方面的服务，持有二级认证书证明的护理人员可以提供日常生活活动方面的服务。而对于护理认证书申请者是没有学历和年龄限制的❶。一般而言，长期照护的资格课程包含两个部分：一是 240 小时的培训，其中包括 80 小时的理论学习、80 小时的操作以及 80 小时的学徒制实习（apprenticeship）；二是通过资格考试。对于初学者需要经过 240 小时的培训，对于有过相关经验的人员也需要 120 ~ 160 小时的培训。对于已经取得其他国家认证资格的人员，如护士、社工则需要经过 40 ~ 50 小时的培训❷。

当然，对长期照护从业者予以支持也是《老年人长期护理保险法》的重点内容之一。该法案规定，为保护长期照护护理人员的权利，地方政府应建立和运营长期照护从业者支持中心。支持中心应提供以下服务：一是提供顾问和协助服务以维护从业者权利；二是帮助培训长期照护护理人员；三是为长期照护护理人员实施健康管理；四是其他必要服务。

但是，长期护理保险的整体基础设施供给仍不足。例如，截至 2006 年年底韩国老年人护理设施的满足率在首尔为 37%、釜山为 54%、大邱为 53%，大城市较低，地区间差异大。同时，专业型人力资源仍不足。根据韩国保健福祉部规定，2008 年预计需要 4.8 万名护理师，但缺口达 3.4 万人。2009 年以后，需持续性每年培养 4000 ~ 5000 名护理师，但同时如何保证其护理质量也存在问题❸。

韩国护理保险制度是通过以下几方面来保证服务质量的：首先由国家制定护理服务质量标准，在全国统一推行，规范各服务机构的运作，

---

❶ 丁英顺. 日韩两国居家养老服务比较及启示 [J]. 日本问题研究，2013 (4)：60 - 66.

❷ Choi Y J. Long – Term Care of Older Persons in the Republic of Korea [R]. Bangkok：United Nations Economics and Social Commission for Asia and the Pacific, 2015.

❸ 戴卫东. 国外长期护理保险制度：分析、评价及启示 [J]. 人口与发展，2011 (5)：80 - 86.

并且通过确立监管机构来监督服务提供部门的服务质量。其次是培养专业的护理人员，通过统一的教育培训和资格认证培养专业护理人员，同时开展一系列的后续培训教育，不断提高护理人员的专业技能。最后是一方面提供开放性的市场竞争环境，通过合理运用竞争机制，提供多功能的服务方式和多类型的服务内容，实现社会福利经营多样化，促进质量和效率的提高；另一方面充分尊重使用者的选择权利，实行信息彻底公开，给经营者和使用者双向选择的自由，费用负担与使用项目挂钩。

虽然韩国老年人照料已经取得重大进展，但是其服务质量并未同步提高❶。自从韩国于 2008 年实施长期照护保险政策以来，韩国政府每两年对照护设施（care facilities）进行评价。照护服务评价主要包括领导力与管理、安全性与环境、使用者权益与提供者责任、服务递送过程、服务提供结果五个方面。比较 2012 年和 2010 年韩国居家服务项目评价得分可以发现，2012 年各项服务的评价得分均低于 2010 年，见表 6-7。其中，上门看护、昼夜护理、短期护理的跌幅均超过 8 个百分点。从平均得分上看，2010 年的平均得分为 81.2 分，到 2012 年仅为 73.8 分。整体来看，自从引进长期照护保险以来，老年人的居家照料质量出现明显下滑❷。因此，提升老年人的长期照护质量对于这一制度的长远发展有重要意义。

表6-7 韩国居家服务供给评价得分

项目	评价机构数	平均得分			最大值		最小值	
		2012 年	2010 年	差值	2012 年	2010 年	2012 年	2010 年
上门看护	5194	72.4	81.1	-8.7	99.5	100	25	32.5
上门洗浴	2065	73.8	78.6	-4.8	99.5	100	31.5	15

❶ Chung K. Evaluation, Policy Issues and Strategies Regarding Welfare Polices for Older Persons［R］. 2017.

❷ Chung K. Evaluation, Policy Issues and Strategies Regarding Welfare Polices for Older Persons［R］. 2017.

续表

项目	评价机构数	平均得分			最大值		最小值	
		2012 年	2010 年	差值	2012 年	2010 年	2012 年	2010 年
上门护理	170	79.8	86.5	-6.7	99	100	44.8	44.8
昼夜护理	887	80.4	88.8	-8.4	98.8	100	34	36.3
短期护理	87	76.1	84.5	-8.4	98.7	100	38.5	65.9
福利设施	783	55.1	—	—	100	—	11.2	—
总计	9186	73.8	81.2	-7.4	100	100	11.2	15

资料来源：Choi Y J. Long – Term Care of Older Persons in the Republic of Korea [R]. Bangkok：United Nations Economics and Social Commission for Asia and the Pacific，2015.

七、相关措施

积极发展居家养老服务是韩国应对人口老龄化和解决老年人照护问题的重要措施。由于受传统孝道的影响，韩国人普遍不希望自己的父母长期在养老设施接受照料。为了鼓励以家庭养老为主的"居家养老服务"，帮助家庭减轻养老负担，韩国政府于 1992 年制定了优惠税制政策，如对赡养老年人五年以上的三代同居家庭减少财产继承税；对赡养 65 岁及以上老年人的纳税者减少其所得税。韩国政府从 2000 年设立了日间护理机构、短期护理机构、家庭护理员派遣机构等，提供各种有利于居家养老的服务❶。这些围绕家庭、社区开展的政策或服务有效激励了家庭成员照顾老年人，缓解了家庭成员的照料负担。

经过数年的发展，韩国老年人照料机构/设施的发展已经有了长足

---

❶ 丁英顺. 日韩两国居家养老服务比较及启示 [J]. 日本问题研究，2013 (4)：60 – 66.

进步，见表 6 - 8。从 2008 年到 2014 年，为老年人提供机构照料服务
（residential care）的机构数量已 1700 家增长至 4871 家。疗养院（group
home）数量增长尤为明显，从 2008 年的 321 家增长至 2014 年的 2157
家。从居家照料（at - home care）上看，从 2008 年到 2014 年居家照料
机构从 9961 家增长至 20747 家。具体到不同机构类型，上门看护、洗
浴机构出现了明显增长，上门护理机构也稳定在 590 家左右。但是短期
护理机构出现大幅下滑，从 2008 年的 694 家降至 2014 年的 322 家，这
可能与相关政策有关。

表 6 - 8　老年人照料机构分布　　　　　　　　（家）

护理类型 \ 年份		2008	2010	2011	2012	2013	2014
机构照料	老年病照料机构	1379	2408	2489	2588	2498	2714
	疗养院	321	1343	1572	1739	2150	2157
	总计	1700	3751	4061	4327	4648	4871
居家照料	上门看护机构	4206	9164	8709	8500	8620	9073
	上门洗浴机构	2959	7294	7162	7028	7146	7479
	上门护理机构	592	739	692	626	597	586
	昼夜护理机构	790	1273	1321	1331	1427	1688
	短期护理机构	694	199	234	257	368	322
	其他服务	720	1278	1387	1498	1574	1599
	总计	9961	19947	19505	19240	19732	20747

资料来源：Chung K. Evaluation, Policy Issues and Strategies Regarding Welfare Po-
lices for Older Persons［R］. 2017.

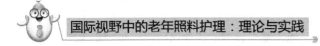

　　总的来说，与日本相比，韩国进入老龄化的时间要晚 30 年左右，但韩国实行长期护理保险制度却只比日本晚 8 年。因而可以说在举社会之力应对老年人的照护问题上韩国更为及时。而且从干预力度来看，韩国在这方面也比日本更强调中央政府的作用，以保健福利部门为核心，用长期护理保险与国民医疗保险相结合的方式来强制推动长期护理保险；而在日本的护理保险制度中更注重基层市町村的作用。虽然韩国与日本同样都非常强调居家养老的重要性，但韩国的居家服务主要包括上门护理、上门看护、上门洗浴、昼夜护理、短期护理、其他服务（租赁福利用具）六种，内容相对于日本来说在医疗照护、康复福利方面还比较匮乏，这一方面与护理保险给付的服务种类和标准有关，另一方面也与照护基础设施不足有一定关系。此外，在韩国，家庭成员在养老中的角色和作用仍十分突出，而韩国政府在促进家庭养老方面采取的激励政策既有效维系了老年人的家庭照料，也缓解了社会照料负担。

　　因此，在发展照护服务体系过程中，如何平衡个人、家庭和社会的责任始终是一个基础性、原则性的问题。而制度设计应在充分考虑特定文化背景的前提下，尊重和尽可能满足老年人照护意愿和需求，兼顾个人、家庭、社会在照护中的经济成本与效用、社会成本与效用。日韩近些年的发展历程也说明在老年人照护方面只有找到个人、家庭与社会责任之间的平衡点方能解决现实问题，又不对未来造成负担，更重要的是能满足老年群体处于变化中的照护需求。

第七章　中国的老龄照护政策与
长期照护保险试点分析

　　我国的老龄化特点主要体现为老年人口规模大、老龄化速度快、边富边老和地区差异明显。人口老龄化尤其是高龄化使老年人中带残存活者的数量迅速增长，对社会服务的需求量也必然大幅增加，怎样为数量庞大的失能老年人提供照护是我国在未来几十年都将面临的艰巨挑战。

　　人口转变也显著改变了中国的家庭结构和规模。家庭的少子化、核心化、空巢化、独居化特征日趋明显。例如，人口普查发现我国的平均家庭规模从 1982 年"五普"时的 4.41 人减少到 1990 年的 3.96 人，2010 年进一步减少到 3.10 人。家庭结构的小型化使家庭照料老年人的功能严重弱化。主要表现为家庭能够照料失能老年人的人力资源越来越短缺，很多空巢、独居、留守家庭中的老年人面临乏人照顾的窘境。我国长久以来一直是家庭成员在承担照护老年人的主要责任，过去社会化的照料服务主要针对无子女老年人或老年军人等特殊群体，带有鲜明的福利性。更广泛意义上的公共照护服务、市场化的照护服务在我国的发展比较滞后。然而，在现实照护需求的驱使下，构建制度化、规范化、社会化、市场化的老年照护服务体系势在必行。

　　老年群体的差异性以及失能类型和程度、家庭状况等不同都会使老年人对照护服务的需求有差异性，因此老年照护服务体系必然是包含多种服务内容、多种服务模式、蕴含多重要素的综合性体系。在家庭照护已难以完全满足老年人照护需求的发展趋势下，只有通过政府、社会力量、家庭、个人的合力才能构建适宜的老年照护体系。近十年来中国在

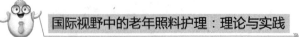

老年照护的政策制度建设、资金投入、模式构建、人力资源吸纳、标准制定等各领域都取得很大进展。但尽管如此，作为一个需要耗费资金、场地、设施设备、人力、技术、时间的社会系统工程，中国的老年照护体系仍不完善。

本章在回顾我国老年照护相关政策的基础上，重点对老年照护服务体系中的核心要素——资金保障进行分析，而资金保障中又重点就长期照护保险在中国试点运行的情况通过案例剖析的方式来评介。

一、近年来中国老龄照护政策的发展脉络

由于我国老年人照护的需求迅速膨胀，近年来国家在应对人口老龄化的发展战略和重大老龄政策中均把长期照护政策作为重点。自 2013 年《关于加快发展养老服务业的若干意见》颁布以来，包括照护服务在内的养老服务得到大力推动，随后相关的政策措施密集出台。因此，本章着重梳理 2013 年以来的几项重要老龄政策、法律或规定，对关于老年长期照护的内容和要点进行概括，以把握近年来我国老年长期照护政策的发展脉络和要点。

2013 年 9 月 6 日，国务院以国发〔2013〕35 号发布了《关于加快发展养老服务业的若干意见》。其中要求各地完善市场机制，充分发挥市场在资源配置中的基础性作用，逐步使社会力量成为发展养老服务业的主体，营造平等参与、公平竞争的市场环境，大力发展养老服务业，提供方便可及、价格合理的各类养老服务和产品，满足养老服务多样化、多层次需求。这对加快发展老年照护服务在内的养老服务业无疑具有强有力的推动作用。

2015 年 9 月，国务院颁布《关于全面建立困难残疾人生活补贴和重度残疾人护理补贴制度的意见》，把长期照护对象界定为"因残疾产生的特殊护理消费和照护服务支出持续 6 个月以上时间"，且护理补贴主要补助"残疾人因残疾产生的额外长期照护支出"。

2015 年 11 月国务院转发了原卫计委、民政部、发改委等九部委联

合发布的《关于推进医疗卫生与养老服务相结合的指导意见》（简称《意见》），《意见》提出的重点任务有：建立健全医疗卫生机构与养老机构合作机制、支持养老机构开展医疗服务、推动医疗卫生服务延伸至社区和家庭、鼓励社会力量兴办医养结合机构、鼓励医疗卫生机构与养老服务融合发展。《意见》还把探索建立多层次长期照护保障体系、完善投融资和财税价格政策、加强人才队伍建设等作为保障措施，以确保在 2020 年以前医养结合体制机制和政策法规体系等目标得以实现。该《意见》是我国第一项医养结合方面的专项政策。

继而《关于开展长期护理保险制度试点的指导意见》《关于印发"十三五"健康老龄化规划的通知》《关于制定和实施老年人照顾服务项目的意见》《关于推进养老服务发展的意见》等若干意见、通知、规划相继颁布，并在 2018 年 12 月第三次修订的《中华人民共和国老年人权益保障法》中对护理补贴等做了明确的法律规定："对生活长期不能自理、经济困难的老年人，地方各级人民政府应当根据其失能程度等情况给予护理补贴。"

以我国新修订的《中华人民共和国老年人权益保障法》为例，从其中的有关内容中可见我国对于养老服务的基本制度安排和构思。在该法中，分别从家庭、社区、社会几个方面对老年人照料护理做出相应规定，如第一章第五条明确规定："国家应建立和完善以居家为基础、社区为依托、机构为支撑的社会养老服务体系。"第二章对家庭养老服务做出规定，包括赡养人应当履行对老年人经济上供养、生活上照料和精神上慰藉的义务，照顾老年人的特殊需要；赡养人应当使患病的老年人及时得到治疗和护理；赡养人应当妥善安排老年人的住房；家庭成员应当关心老年人的精神需求，不得忽视、冷落老年人等。第三、第四章则对社会养老保障与服务做出了规定，包括：国家通过基本养老保险制度，保障老年人的基本生活；国家逐步开展长期护理保障工作，保障老年人的护理需求；地方各级人民政府和有关部门应当采取措施，发展城乡社区养老服务，鼓励、扶持专业服务机构及其他组织和个人，为居家

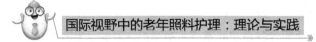

的老年人提供生活照料、紧急救援、医疗护理、精神慰藉、心理咨询等多种形式的服务；等等。《中华人民共和国老年人权益保障法》为老年长期照护服务提供了坚实的法律保障。

2016 年以来，我国有关老年照护方面的意见、规划等进一步密集出台。2016 年 7 月，人社部办公厅发布《关于开展长期护理保险制度试点的指导意见》，明确指出，试点任务在于：探索建立以社会互助共济方式筹集资金，为长期失能人员的基本生活照料和与基本生活密切相关的医疗护理提供资金或服务保障的社会保险制度；利用 1 ~ 2 年的时间试点，积累经验，力争在"十三五"期间，基本形成适应我国社会主义市场经济体制的长期护理保险制度政策框架。其总则是：探索建立长期护理保险制度，着力解决失能人员长期护理保障问题，建立以社会互助共济方式筹集资金，为长期失能人员的基本生活照料和与基本生活密切相关的医疗护理提供资金或服务保障的社会保险制度。

2016 年 10 月 25 日，中共中央、国务院印发了《"健康中国 2030"规划纲要》，在第二十二章对加强健康人力资源建设做了两个规定：加强健康人才培养培训，创新人才使用评价激励机制。其中在对医护人员的专业能力规定要完善医学教育质量保障机制，建立与国际医学教育实质等效的医学专业认证制度。为了满足众多老年人的需要，又规定以全科医生为重点，加强基层人才队伍建设。在激励措施中又鼓励全面推行聘用制，落实基层医务人员工资政策。

2016 年 7 月国家民政部、国家发改委制定的《民政事业发展第十三个五年规划》明确提出探索长期照护保障体系。指出，"积极开展应对人口老龄化行动，加快发展养老服务业，全面建成以居家为基础、社区为依托、机构为补充、医养结合的多层次养老服务体系，创新投融资机制，探索建立长期照护保障体系"。

2016 年 12 月国务院办公厅印发的《关于全面放开养老服务市场提升养老服务质量的若干意见》中提出"到 2020 年，养老服务市场全面放开，养老服务和产品有效供给能力大幅提升，供给结构更加合理，养老服务政策法规体系、行业质量标准体系进一步完善，信用体系基本建立，市场监管机制有效运行，服务质量明显改善，群众满意度显著提高，养老服务业为促进经济社会发展的新动能"。该意见提出了四项基本任务：一是全面放开养老服务市场，二是大力提升居家社区养老生活品质，三是全力建设优质养老服务供给体系，四是切实增强政策保障能力。该意见表明老年长期照料护理服务向系统化、市场化、高质量发展是其基本方向。

老年照护的发展蕴含在整个养老体系建设和健康战略规划中。2017年3月国务院印发了《"十三五"国家老龄事业发展和养老体系建设规划》，将"居家为基础、社区为依托、机构为补充、医养相结合的养老服务体系更加健全"作为我国"十三五"期间老龄事业的发展目标之一，提出"养老服务供给能力大幅提高、质量明显改善、结构更加合理，多层次、多样化的养老服务更加方便可及，政府运营的养老床位数占当地养老床位总数的比例不超过50%，护理型床位占当地养老床位总数的比例不低于30%，65岁以上老年人健康管理率达到70%"的具体要求。

该规划对民间资本和社会力量申请兴办养老机构进一步放宽准入条件，加强开办支持和服务指导。鼓励采取特许经营、政府购买服务、政府和社会资本合作等方式支持社会力量举办养老机构。在完善医养结合机制中，主张建立养老机构内设医疗机构与合作医院间双向转诊绿色通道，为老年人提供治疗期住院、康复期护理、稳定期生活照料以及临终关怀一体化服务。为老年人提供治疗期住院、康复期护理、稳定期生活照料以及临终关怀一体化服务。在推进医养结合中支持养老机构开展医疗服务，支持养老机构按规定开办康复医院、护理院、临终关怀机构和医务室、护理站等。

2017年3月9日多部委在《关于印发"十三五"健康老龄化规划的通知》中提出以下主要任务：支持有条件的养老机构按相关规定申请开办康复医院、护理院等，重点为失能、失智老年人提供所需的医疗护

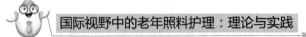

理和生活照护服务；充分利用社区卫生服务体系，培育社会护理人员队伍，为居家老年人提供长期照护服务，为家庭成员提供照护培训，探索建立从居家、社区到专业机构的比较健全的长期照护服务供给体系。这两个规划在强调社区照护服务功能的同时，对机构照护均做出了更具体的规定。

在 2017 年 6 月国务院办公厅颁布的《关于制定和实施老年人照顾服务项目的意见》中将建设老年照护服务体系的任务细化，提出了包括发展居家养老服务、为老年人免费建立电子健康档案、探索建立长期护理保险制度、鼓励制定家庭养老支持政策等 20 项具体要求。其中关于老年长期照护的重点任务比较集中地体现了对长期照护问题的全方位、具体化引导。例如，全面建立针对经济困难高龄、失能老年人的补贴制度，并做好与长期护理保险的衔接；鼓励和支持城乡社区社会组织和相关机构为失能老年人提供临时或短期托养照顾服务；鼓励医疗卫生机构与养老服务融合发展，倡导社会力量兴办医养结合机构，鼓励有条件的医院为社区失能老年人设立家庭病床，建立巡诊制度；大力扶持专业服务机构并鼓励其他组织和个人为居家老年人提供生活照料、医疗护理、精神慰藉等服务。这些任务均切入了老年人长期照护中的重点和难点，但在实践中执行效果如何还有待时间的检验。

2019 年 4 月国务院办公厅颁布了《关于推进养老服务发展的意见》。针对养老服务市场活力尚未充分激发、发展不平衡不充分、有效供给不足、服务质量不高等问题，提出深化放管服改革、拓宽养老服务投融资渠道、扩大养老服务就业创业、扩大养老服务消费、促进养老服务高质量发展五项意见。这五项内容之下又包括深化养老机构改革、建立健全长期照护服务体系等主要任务及相应部门分工。例如，关于长期照护服务体系，提出研究建立长期照护服务项目、标准、质量评价等行业规范，完善居家、社区、机构相衔接的专业化长期照护服务体系。完善全国统一的老年人能力评估标准，通过政府购买服务等方式，统一开展老年人能力综合评估，考虑失能、失智、残疾等状况，评估结果作为领取老年人补贴、接受基本养老服务的依据。全面建立经济困难的高龄、失能老年人补贴制度，加强与残疾人两项补贴政策衔接。加快实施长期护理保险制度试点，推动形成符合国情的长期护理保险制度框架。鼓励发展商业性长期护理保险产品，为参保人提供个性化长期照护服务。

2019 年 11 月中共中央、国务院印发了《国家积极应对人口老龄化中长期规划》。这一规划是近期至 2022 年、中期至 2035 年、远期至 2050 年我国积极应对人口老龄化的战略性、综合性、指导性文件。该规划部署的五个方面的工作任务，其中之一是打造高质量的为老服务和产品供给体系。强调推进健康中国建设，建立和完善包括健康教育、预防保健、疾病诊治、康复护理、长期照护、安宁疗护的综合和连续的老年健康服务体系。健全以居家为基础、社区为依托、机构充分发展、医养有机结合的多层次养老服务体系，多渠道、多领域扩大适老产品和服务供给，提升产品和服务质量。

仅梳理 2013 年以来的主要政策，可以发现有关政策的广度和深度都有明显推进。这些法律政策总体的导向是加快建立适应我国老龄化发展的照护服务体系，推动社会力量、市场力量的角色和作用，建立并完善与居家、社区、机构相衔接的专业化照护服务体系。政策内容涉及老年人照料护理的各个方面，如探索建立长期护理保险制度，加快实施长期护理保险制度试点，解决失能人员长期护理保障问题；完善全国统一的老年人能力评估标准，为老年人免费建立电子健康档案；强化基层医疗卫生服务网络功能，为老年人提供高质量的基本医疗和公共卫生服务，以及建立长期照护服务项目、标准、质量评价等行业规范。

总的来说，近几年的政策体现出三个鲜明的重点：一是通过探索长期照护保险制度拓宽资金来源；二是通过推动医养结合解决照护中的医疗和养老的双重问题；三是在鼓励和支持社会力量、市场力量发展养老服务业的同时，也通过有关标准和规范的制定加强对服务质量的监管。

就政策的效用和特点来说，采用 Rothwell 和 Zegveld 提出的"政策工具"❶进行分析，从上述近年来我国出台的与老年长期照护政策有关的法律规定等文件来看，这些政策对老年照护服务的推动作用主要体现在：通过制定目标规划、调整税收制度、提供金融优惠等政策为老年照护服务提供良好发展环境；通过培育人才、提供资金支持、推进养老服务供给侧改革为老年照护服务的发展提供推动力；通过采购社会养老服务、将养老服务外包等手段减少养老服务业发展的不确定性及市场障碍，为老年照护服务的发展提供拉动力。

此外，相关政策的发展特点还体现在逐步从笼统的、模糊的以导向型为主的政策向更加明确的、具体的、可操作性强的方向转变。但有关政策还集中表现为以环境性政策工具为主，重在为长期照护体系的发展提供保障或支持作用，在此基础上应进一步发展供给型政策工具、需求型结构工具，以促进长期照护政策的可操作性和效果❷。总的来说，这些政策为我国老年照护体系的快速发展无疑提供了强大的驱动，特别是《关于开展长期护理保险制度试点的指导意见》对扩展长期照护的资金来源具有开创性作用。

二、长期照护保险在中国的探索与初步成效

稳定、持续的资金支持是老年人照料护理服务顺畅发展的重要保证，而服务的可持续性发展，资金保障体系是否科学合理具有举足轻重的作用。日韩等国的经验也充分说明，只有建立在可靠资金来源基础上才能保证照护服务的有效提供，并能抵御失能老年人口增长带来的照护资金压力。

对于提供照护服务的机构或组织来说，制度化、多元化、公平合理的资金保障体系是医疗和养老等服务机构顺利运营和持续发展的前提，

---

❶ Rothwell R，Zegveld W. Reindustrialization and Technology［M］. London：Longman Group Limited，1985：83 - 104.

❷ 孙鹃娟，吴海潮. 我国老年人长期照护的供需特点及政策建议［J］. 社会建设，2019（6）：3 - 14.

有效稳定的资金支持不仅可提高服务质量和供给效率，也可进一步激发照护服务市场的活力，推动老年照护服务体系的创新和发展。

在我国，维系照护服务的资金来源通常是多元的，其中个人支付、医疗保险、长期照护保险、政府补贴、商业保险是主要来源渠道。基于长期照护保险在我国更具针对性和探索性，本章着重介绍并分析长期照护保险的开展情况。

（一）长护险制度试点概况

考虑到未来需要长期照护的数量、比例在快速膨胀，如果没有更加可靠的资金来源，将会面临巨大的风险和压力，因此建立健全长期护理保险制度，填补护理资金空缺，保障照护资金的稳定持续，是构建我国长期照护体系的必然要求。在前期多项政策制度的引导下，2016 年 6月，为了解决我国失能人员长期护理的资金与服务保障问题，国家人力资源和社会保障部出台了《关于开展长期护理保险制度试点的指导意见》，开始探索建立以社会互助共济方式筹集资金，为长期失能人员的基本生活照料和与基本生活密切相关的医疗护理提供资金或服务保障的社会保险制度。在已有医疗保险、养老保险、失业保险、工伤保险、生育保险的基础上，长期护理保险可说是中国的第六个保险制度。

自从 2016 年《关于开展长期护理保险制度试点的指导意见》出台以来，河北承德、吉林长春、黑龙江齐齐哈尔、上海市徐汇区等三个区、江苏南通和苏州、浙江宁波、安徽安庆、江西上饶、山东青岛、湖北荆门、广东广州、重庆、四川成都、新疆生产建设兵团石河子市 15个地区开展了长期护理保险制度试点，并以吉林和山东两省作为国家试点的重点联系省份。同时确定在山东省青岛、吉林省长春、江苏南通和苏州、四川省成都等 15 个地区开展长期护理保险试点。

《关于开展长期护理保险制度试点的指导意见》要求试点城市用1～2 年的时间积累经验，基本形成适应中国国情的长期照护保险制度政策框架。北京市海淀区和浙江省嘉善县也分别于 2016 年 7 月和 12 月开始探索长期照护保险制度。2017 年，青岛、长春、南通、承德、上饶、荆门、上海、安庆、成都、石河子、苏州、齐齐哈尔、广州等地均已出台相关文件，先后开始实施长期照护保险制度。截至 2019 年 6 月底，15 个试点城市和 2 个重点联系省的参保人数达 8854 万人，享受待遇人数 42.6 万，年人均基金支付 9200 多元❶。

试点的目的在于探索尝试可行而有效的保险方案，为进一步推广实施该项保险制度提供参考。而各试点地区根据各自的条件和特点，所开展的长护险方案同中有异。为了更深入地了解试点地区的具体做法，本研究选取其中较有代表性的三个试点城市（用 A、B、C 来指代）进行比较分析。分别从保障对象、资格评定标准与评估工具、筹资来源、服务提供与保障水平四个主要领域展开对比。

（二）保障对象

长护险制度原则上主要覆盖职工基本医疗保险参保人群，以长期处于失能状态特别是重度失能的参保人群为保障对象。如表 7-1 所示，从覆盖范围来看，三个试点城市中最早开始长护险探索的 B 市，在首先覆盖城镇职工和城镇居民医保参保人后，在 2015 年又将覆盖范围延伸到农村居民医保参保人；A 市在制度设计之初就覆盖了城镇职工和城镇居民两大参保群体；C 市试点开始得最晚，长护险制度仅覆盖城镇职工医保参保人员。

再从保障范围来看，A 市既保障因病短期失能人员也保障长期失能人员；在失能程度方面，最初只保障重度失能人员，随后又将 85 周岁以上 90 周岁以下未完全失能老年人和 90 周岁以上部分失能和未失能老年人以及中度失能人员纳入保障体系，但这些受保障人群享受长护险待遇均以入住机构为前提。B 市的长护险保障长期中、重度失能人员，在

———————
❶ 国家医疗保障局. 关于政协十三届全国委员会第二次会议第 3254 号（社会管理类 252 号）提案答复的函（医保函〔2019〕181 号）[R/OL].（2019-12-03）[2020-03-21]. http：//www.nhsa.gov.cn/art/2019/12/3/art_26_2113.html.

2016 年又将入住机构的重度失智老年人纳入保障范围。而 C 市仅保障重度失能人员，其中包括因为失智而导致的重度失能人群。三个试点城市在发展之初均以保障重度失能人员为重点，在发展过程中逐步将中度失能（A 市）以及重度失智人员（B、C）纳入保障范围。由此可见，尽管三个试点城市长护险的覆盖范围、保障范围还宽窄不一，但均呈现出逐步扩大延伸的趋势，即覆盖面由城镇职工向职工与城乡居民扩展、保障范围由重度失能人员向中重度失能扩展、由失能向失能失智扩展。

表 7 - 1　三个试点城市长护险保障对象

试点城市	覆盖范围	保障范围
A 市	城镇职工 + 城镇居民	入住机构的：因病短期失能人员 + 长期重度失能人员 + 85 周岁以上 90 周岁以下未完全失能老年人 + 90 周岁以上部分失能和未失能老年人（2016 年 3 月纳入）+ 长期中度失能人员（2017 年 12 月纳入）
B 市	城镇职工 + 城乡居民（2015 年纳入农村居民医保参保人）	中、重度失能 6 个月以上人员 + 入住机构的重度失智老年人（2016 年纳入失智老年人）
C 市	城镇职工	重度失能 6 个月以上人员 + 重度失智人员（2018 年纳入失智人员）

（三）资格评定标准与评估工具

对参保人失能程度的评估是其获取长期照护服务资格、申请照护服务方式以及享受何种支付水平的重要依据。通过表 7 - 2 中三个城市的资格评定标准比较发现，各试点城市在失能评估工具以及具体的能力评估维度和失能等级划分上存在差异。A 市评估参保人员失能程度主要采用巴塞尔（Barthel）指数量表，评定分数低于 40 分被认定为重度失能人员，评定分数高于 40 分低于 60 分为中度失能人员。2018 年 A 市通过聘请专家结合本地多发疾病及失能情况，对巴塞尔指数量表进行了改良和细化，使原本测评的十项生活能力各项评分细分到 4～6 个标准，避免了因分值过大导致评价不准确问题的发生。

表 7－2　三个试点城市长护险资格评定标准和评估工具

试点城市	资格评定标准和评估工具
A 市	本土化改良版巴塞尔指数量表评定为中重度失能或《综合医院分级护理指导意见》确定的符合一级护理条件且生活自理能力重度依赖或体力状况评分标准（卡氏评分 KPS）低于等于 50 分的癌症晚期患者
B 市	失能人员：四维度量表，能力综合评估达到三级（中度失能 2）、四级（重度失能 1）和五级（重度失能 2） 失智老年人：《中文简易智能精神状态检查量表（MMSE）》（必备）等量表评估病情为重度
C 市	失能人员：三维度量表，失能综合评估等级为重度 1 级、2 级和 3 级 失智人员：因失智导致重度 1 级、2 级和 3 级失能

B 市和 C 市在进行能力评估时除了测量日常生活活动能力（Barthel 指数）外还有精神状态、感知觉和社会参与能力等维度的测量，而对失智对象均有单独的专业评估。在评估等级上，B 市与国家民政行业标准的失能评估等级相一致，一级对应轻度失能，二级、三级对应中度失能，四级、五级对应重度失能。C 市划分得更为细致，单重度失能就可细分为重度一级、二级和三级。随着各试点地区的发展与探索，虽然失能评估工具以及评估标准存在差异，但均朝着不断细化和专业化的方向发展。

（四）筹资来源

根据 2016 年人社部的《关于开展长期护理保险制度试点的指导意见》，长护险可通过优化职工医保统账结构、划转职工医保统筹基金结余、调剂职工医保费率等途径筹集资金，并逐步探索建立互助共济、责任共担的长期护理保险多渠道筹资机制。虽然三个试点城市筹资来源的表述存在差异，但就试点期间的实际筹资来源来看均主要来自医保基金和政府补助，见表 7 – 3。

表 7 – 3　三个试点城市长护险筹资来源（试点阶段）

试点	覆盖范围	筹资来源
A 市	城镇职工 + 城镇居民	职工医保：统筹基金 0.3% + 个人账户 0.2% 居民医保：居民医保基金提取 30 元/年/人 风险储备金：从基本医疗保险统筹基金历年结余中一次性划拨 10% 财政补贴：补助金额视每年长护险基金收支情况确定
B 市	城镇职工 + 城乡居民	职工医保：统筹基金 0.3% + 个人账户 0.2% 居民医保：划转当年居民社会医保费筹资总额的 10% 以内 启动资金：一次性划转基本医疗保险历年结余基金的 20% 以内 政府补贴：职工护理险每人每年 30 元财政补贴
C 市	城镇职工	个人缴费：分年龄个人账户中划拨，< 40 岁 0.1%；40 岁 ~ 退休年龄 0.2%；退休人员 0.3% 单位缴费：统筹基金 0.2% 启动资金：城镇职工基本医疗保险基金累计结余中一次性安排 5000 万元 财政补贴：市、区（市）县两级财政对退休人员进行补助

A 市从职工医保统筹基金和个人账户中分别划转 0.3 个和 0.2 个百分点，列入城镇职工医疗照护保险基金；居民医保按每人每年 30 元标准从居民医保基金中提取，合计每年大约筹集 2 亿元；此外 A 市还从基

本医疗保险统筹基金历年结余中一次性划拨 10% 作为医疗照护保险的风险储备资金，其中职工医保筹集 3.5 亿元，居民医保筹集 0.8 亿元，合计 4.3 亿元。而财政补助金是 A 市另一筹资来源，各级财政补助金额视每年照护保险基金收支情况而定。

C 市虽然在名义上采用"个人缴费 + 单位缴费 + 财政补贴"的方式，但在试点阶段也是通过划转城镇职工基本医疗保险统筹基金和个人账户的方式筹资，单位和个人不再另行缴费。与 A、B 两市不同的是，个人缴费部分（医保个人账户划拨）不同年龄段有不同的划拨比例，40 岁以下为 0.1%，40 岁以上至达到法定退休年龄的是 0.2%，退休人员为 0.3%。政府补贴则按照城镇职工基本医疗保险中退休人员参保人数进行补助，以退休人员城镇职工基本医疗保险个人账户划入基数为缴费基数，按每人每月 0.1% 的费率按年度进行补助。据统计，C 市 2018 年全年长期照护保险基金预计达到 13.16 亿元，其中医保个人账户 6.54 亿元，医保统筹基金 5.73 亿元，财政补助 0.89 亿元❶。

（五）服务提供与保障水平

虽然长护险设计的初衷主要在于解决长期照护服务的筹资问题，但制度的最终落脚点在于失能人员到底能获得怎样的服务，因此不仅要有资金保障，更需要完备的服务体系来确保资金真正转化成失能人员所需的照料和护理服务。总体来看，三个试点城市在长期照护服务提供方面差异很大，见表 7 - 4。

就服务提供方式而言，三个试点城市中 B 市的服务种类最丰富。B 市长护险探索起步较早，在发展过程中逐渐形成了"4 + 3"护理服务形式，可以满足不同家庭失能失智人员多样化、多层次的照护服务需求。

---

❶ 黄如意，胡善菊. 我国长期护理保险制度试行的典型比较与思考 [J]. 中国卫生事业管理，2019（8）：583 - 587.

表 7 - 4　三个试点城市长护险服务提供与保障水平

试点城市	服务提供		保障水平	
	服务方式	服务提供者	支付标准	报销比例
A 市	医疗机构护理	专业人员	112 元/日	重度失能：职工 90%，居民 80%
	养老机构照护		日定额 97 元，一次性耗材增加 10 元	中度：（职工 + 居民）70%
B 市	医疗专护	专业人员	三级医院 210 元/天，二级 180 元/天	职工 90%；一档缴费成年居民、少年儿童和大学生 80%；二档缴费成年居民 70%
	护理院医疗护理		65 元/天	
	居家医疗护理		50 元/天	
	社区巡护		职工 2500 元/年，一、二档缴费成年居民 2200 元/年、1500 元/年	
	失智专区照护		长期和短期照护 65 元/天	
			日间照护 50 元/天	
C 市	机构照护	专业人员	针对重度一级、二级、三级失能者机构照护服务月支付标准分别为 1006 元、1341 元、1676 元	机构照护报 70%；居家照护报 75%；长护险缴费累计 15 年后累计缴费每增加 2 年，支付标准提高 1%
	正式居家照护		针对重度一级、二级、三级失能者居家照护服务月支付标准分别是 1077 元、1437 元、1796 元	
	非正式居家照护	家人/亲戚/邻居		

其中"4"指针对身体失能人员设计的四种服务形式，包括失能等级为五级的失能人员在满足其他相应条件后可申请的"专护服务"和满足一定条件的被评定为失能三级、四级、五级的失能人员可申请的"院护""家护"和"巡护服务"。"专护服务"指由开设医疗专护区的护理服务机构提供长期在院照护服务，"院护"是由开设医养院护区的护理服务机构提供的长期在院照护服务，"家护"是由机构照护人员上门提供的长期居家照护服务，而"巡护"是指机构照护人员上门巡诊服务。"3"则是指为重度失智人员设计的三种服务形式，即由开设失智专区的护理服务机构提供的"长期照护""日间照护""短期照护"服务。

C市试点照护服务提供方式有三种：机构照护、由专业机构提供上门的居家服务、由非正式照护者（家人、亲戚和邻居等）提供的居家服务。三个试点城市中只有C市将非正式照料者纳入长期照护保险系统之中。而A市只有入住定点机构的符合规定的失能人员才能享受长期照护保险待遇。

从保障水平来看，三个试点城市支付标准和报销比例均存在差异。《关于开展长期护理保险制度试点的指导意见》中指出长护险基金支付水平总体控制在70%左右，A市和B市报销比例设置较高，如表7－4所示，最高报销比例高达90%。相比之下，C市报销比例设定的更为保守，机构照护报销比例为70%，居家照护报销比例为75%，且政策规定长护险缴费累计15年后累计缴费每增加2年，支付标准提高1%，让报销比例具有一定的弹性增长空间。既有助于控制长护险基金的支出也能够激励参保人持续增加缴费年限。

给付方式和标准是反映参保者最终受益的结果，从试点方案来看，给付方式和标准不仅会根据失能等级的不同而有根本差别，也会由于受保人选择的照护方式如居家照护、医疗机构照护、护理院照护等的不同而不同。对于以何种方式给付，试点地区开展的长期照护保险的给付均以服务为主，采取按比例报销或定额包干的形式进行补偿，只有在极少数情况下采取直接支付现金的形式，如北京市海淀区为需要购买辅具的老年人或家庭提供一定的现金补贴。关于保障水平，开展试点的地区绝大多数满足 2016 年《关于开展长期护理保险制度试点的指导意见》中提出的"根据护理等级、服务提供方式等制定差别化的待遇保障政策，对符合规定的长期护理费用，基金支付水平总体上控制在 70% 左右"，但各地的保障水平差别较大。其中，北京市海淀区的支付额度较高，根据第三方评估机构的失能等级评估结果分别设定轻度失能、中度失能、重度失能的保险基金，支付标准分别为 900 元/月、1400 元/月、1900元/月。青岛、长春、上海支付标准也较高，如上海对居家护理的报销比例高达90%，青岛对于医疗机构照护的额度达到 170 元/日，但齐齐哈尔、安庆、南通等地的报销水平就相对较低。

三、其他照护资金来源

包括老年人在内的需要获得照护服务尤其是长期照护服务的人群而言，长期照护保险只是其中的来源渠道之一，而且长期照护保险仍未在我国全面开展，因此其他资金来源对当前的服务接受者而言显得更加重要。除个人及其家庭需要为医保范围外的与照护相关的医疗护理、生活照料服务等买单外，在我国，基本医疗保险、政府补贴、商业保险等也是主要的资金保障来源。

（一）基本医疗保险

基本医疗保险是保障公民获得基本医疗服务的基石。如何在原有医疗保险的基础上针对养老机构、医疗机构开展的一些康复护理服务等加强医疗保险的范围是一个具有现实意义的举措。例如，在我国《关于推进医疗卫生与养老服务相结合的指导意见》等政策文件中，明确提出了完善健康保险制度的相关内容："养老机构设置的医疗机构，符合定点医疗机构条件的可按规定纳入城乡基本医疗保险定点范围""逐步提升

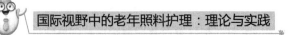

基层医疗卫生机构为居家老年人提供上门服务的能力，将符合规定的医疗费用纳入医保支付范围""偏瘫肢体综合训练、认知知觉功能康复训练、日常生活能力评定等医疗康复项目纳入基本医疗保障范围的政策，为失能、部分失能老年人治疗性康复提供相应保障"。

但医疗保险报销会受到地区政策差异的影响。对于不同的照护模式，医保覆盖的服务内容不同，可报销的比例也有差异。如对有内设医疗机构的养老院，其所开展的医疗护理等服务纳入医保联网结算范围。医保结算范围为职工基本医疗保险职工个人医疗账户段、个人自付段和共付段，以及城乡居民基本医疗保险基金、市民医疗互助帮困资金支付段。医疗服务项目和药品费用参照一级定点医疗机构的收费标准进行结算。纳入医保结算的项目应符合医保支付范围的基本医疗保险诊疗项目中的常规化验检查和治疗项目。

（二）政府补贴

政府在对残疾、失能者的经济补贴除根据个人或家庭收入、高龄等标准进行补贴外，在照护服务方面，还间接体现为对照护服务机构的补贴或税费减免等措施。这些政府补贴能够有效降低服务运营成本，从而减轻服务接受者的经济压力。

各地政府对提供养老服务的机构补贴主要集中在床位建设补贴、护理（运营）补贴、机构等级评定补助、试点专项补贴、机构延伸服务补贴以及税费减免、取消行政事业性收费等方面。各地相似的措施在于基本提供一次性建设补贴、床位补贴和运营补贴，但政府支持力度存在很大的地区差异；还有一些地区以各级政府财政和彩票公益金作为补贴资金，鼓励护理人才队伍建设、提高服务质量，或推动连锁运营等。

通常按照机构性质、护理等级、实际入住人数、机构等级等方面分类给予运营补贴。经济越发达的地区一般补贴数额越高，在广东、上海等地区还开展了医养结合专项补贴，以保障医养结合服务资金供给的持续性。

通过各种优惠政策降低照护服务机构的成本也是有效的资金支持方式。例如，通过为养老服务机构在房产税、城镇土地使用税等方面给予优惠政策，保障这些机构的建设发展用地；或是无偿或低偿把街道、村居等公共服务房屋设施用于开展养老服务；绝大多数地区还对非营利性养老机构建设全额免征有关行政事业性收费，对营利性养老机构建设减半征收有关行政事业性收费；并对养老机构用水、用电、用气、用热按居民生活类价格执行，免收有线电视初装费；等等。这些优惠政策或措施有效减少了照护服务机构的成本，能够吸引更多的社会资本开展照护服务。对于有的照护服务机构，政府补贴甚至是维系其生存发展的最重要因素。因此，对于我国这样一个老龄化发展快、养老服务社会化和市场化尚不成熟的国家而言，政府在经济上的保障和激励力度依然是决定照护事业与产业发展的关键。

（三）商业保险

虽然医保、长期护理保险以及政府补助可以承担一部分照护费用，但失能老年人尤其是那些失能程度高、护理难度大的老年人接受照护服务需要自付的费用依然较高，部分老年人家庭不堪重负。由于对老年人的康复护理等服务往往包括医疗护理和生活照顾两大部分，而生活照顾部分的服务难以通过医疗保险报销。更何况社会经济地位相对处于弱势的老年群体如农村老年人、高龄老年人、低收入老年人等所面临的失能风险更大，更需要得到医养结合服务的照料。面对这一支付差距，发展医养保险，增加老年人可选择的商业保险品种十分必要。

为鼓励保险行业开发医疗和养老保险产品，2014年老年人住房反向抵押养老保险试点工作正式启动，有助于盘活现有资源为老年人养老做保障。2016年全国老龄办、民政部、财政部、中国保监会四部门联合印发了《关于开展老年人意外伤害保险工作的指导意见》，提出政府引导、市场运作、体现公益、投保自愿等原则，开展老年人意外伤害保险工作，以推进养老服务业和现代保险服务业融合发展。

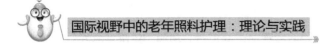

事实上，由商业保险公司开展的意外伤害险等早已有之，但有的地区通过政府支付的方式为老年人或特殊老年人购买意外伤害险，来减轻因意外事故导致的残疾、身故、医疗或护理康复费用负担。目前我国绝大多数省份推行了老年人意外伤害保险，这些商业保险项目切实帮助老年人提高了抵御风险的能力，减轻了老年人家庭医疗护理服务的经济负担。

四、对中国长护险制度的进一步思考

通过对长期照料护理保险试点地区的调研和资料分析，可见这些试点地区探索性地尝试了各具特点的长期护理保险，在初见成效的同时也存在明显的或潜在的问题。长护险的开展无疑为失能者及其家庭提供了一个可靠的资金保障来源，使其有可能获得更专业化的、长期的照护服务。

但在很多试点地区，面临的问题也比较突出，这些问题包括：由于长期护理保险主要以医疗保险和财政资金作为主要筹资渠道，一旦医疗保险基金无法保证盈余，要想维持护理保险制度的继续运行必须大幅增加财政支出，而随着老年人口规模的不断扩大，护理保险基金今后将不可避免地面临超支压力。但是目前政府财政中关于护理保险基金的预算机制并不完善，导致这一资金来源也存在一定的风险。

另一个突出的问题是，就长期护理保险设计的初衷来看，这一制度的主要目标在于解决长期照护服务的筹资问题，提高以老年人为主的失能者家庭对长期照护服务的购买力。然而将这一资金保障真正转化为对失能老年人护理服务的支持则需要长期照护服务体系的支撑。因此，长期照护保险制度的运行必须建立在完善的长期照护服务体系基础上，通过引入社会长期照料和专业护理服务来缓解家庭照护资源的不足。然而中国目前的照护服务产业仅仅处于起步阶段，针对失能老年人群的专业化长期照护服务资源匮乏，无法满足失能老年人家庭的需求。总之，长期照护保险制度的效果还有待于在整个体系的完善过程中逐渐显现。

针对试点地区的实践，结合已有研究，对长护险在中国的发展还应当考虑以下四个方面❶。

第一，应逐步延展长护险覆盖和保障范围，重度失智人员和中度失能人员应被重点纳入保障范围。

试点地区覆盖和保障范围会受到其经济发展水平、财政状况、人口失能情况等诸多因素的影响。各地在发展过程中应根据自身实际发展情况在覆盖职工医保、保障重度失能的基础上逐步扩展长护险覆盖和保障范围。单就保障范围来说，各试点地区目前均以保障重度失能人员为重心，在有条件的情况下可以延伸至中度失能人员，扩大长护险受益人群，但重度失智人员理应在制度探索之初就与身体重度失能人员一同作为长护险重点优先保障对象。我国目前失智症患者数量庞大且在快速增长，但由于社会对其认知度和重视程度不高，专业照护人才和机构缺乏，失智症患者仍以居家照护为主，家人、亲属是主要的照料人员。相比于身体失能人员，许多失智症患者除了存在日常生活、日常活动依赖外还可能会出现妄想、幻觉、攻击等问题和行为，此外，失智疾病的医疗护理等费用支出也较大，失智患者家庭面临着巨大的照料困难和经济负担。未来长护险发展应首先以保障重度失能失智人员为重点，在此前提下根据自身情况逐步扩展保障范围，可延伸至中度失能失智人员。

第二，通过开源、控流和合理分担保障长护险基金稳定持续运营。

在试点阶段，这些试点城市的长护险资金来源对医疗保险基金依赖过大，但这只是开始阶段不增加社会保险总费率的一个变通过渡的适应方式❷，并非长久之计。从保险基金的持续发展来看必须要扩大资金来源。未来需要个人及其单位（职工参保人）缴纳保险费是必然趋势，但要合理规划好政府、单位以及个人的责任分担比例，避免个人与企业

---

❶　孙鹃娟，高秀文．人口老龄化背景下中国长护险试点的主要实践模式比较和思考［J］．中国医疗保险，2020（2）：11-15.

❷　黄如意，胡善菊．我国长期护理保险制度试行的典型比较与思考［J］．中国卫生事业管理，2019（8）：583-587.

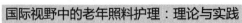

缴税负担过重，在初期可设置较低的且分年龄段的不同缴费标准，并采取一些激励措施鼓励民众持续缴费，如 C 市年龄段越高个人缴费比例越大，并将缴费年限与支付标准挂钩。广泛动员社会慈善捐助也是可行之举。可以通过设定专门的针对这一群体的慈善筹款日或慈善筹款活动公开向社会个人、企业、慈善机构等募捐筹款以补充长护险资金来源。另外，在长护险发展之初不应将报销比例设置过高，应做长远打算，将长护险支出控制在可承受范围之内，未来基金来源稳定充足后可适当提高保障水平。

第三，加强以居家和社区为导向的服务体系建设，推动社区护理机构发展，提升社区长期护理服务的提供能力与质量。

老年人对熟悉环境的偏好与依赖，加之中国传统的家庭养老观念让很多失能老年人更愿意接受居家照护。近年来我国失能老年人愿意入住养老机构的比例虽有上升，但比例仍很低。在调研中也发现，在 A 市，只有入住定点机构的失能人员才能享受长期护理保险待遇，使部分失能人员因不愿入住养老机构而无法享受到长护险待遇，而且出现了失能人员"入住定点机构难"的问题❶。在 B 市，选择居家照护服务的接近90%，基本上形成了以居家为主，以社区、机构为辅的照护格局。为保障机构能够提供及时的专业化居家上门服务应着眼于社区或周边近距离的服务机构承担上门服务。但近些年来，虽然我国社区养老服务机构的数量增长得很快，服务内容和人群也在迅速扩大，但大都主要以提供上门生活照料、餐食服务、紧急安全救援、文化娱乐活动、基本健康护理为主，虽然能够帮助老年人解决居家养老的困难和不便，但大量社区照护服务还难以有效满足失智、失能老年人对安全保障、认知训练、身体康复甚至专业医疗护理等长期照护的要求。因此在未来应加强以居家社区为导向的服务体系建设，推动社区护理机构的发展，提升社区长期护

❶ 李元，邓琪钰. 基于模糊综合评价法的老年长期照护保险制度实施效果分析 [J]. 人口与经济，2019 (6)：82 – 96.

理服务提供能力和质量。

第四，将非正式照护者纳入我国长期护理保险体系。

对于失能老年人来说，生活照料与医疗康复护理是非常关键的，但情感慰藉同样很重要。这也是失能老年人希望能够得到家人照料的重要原因。在三个试点城市中，C 市是唯一一个将非正式照护者（家人、亲戚和邻居等）纳入长护险体系的试点城市。数据显示，在 C 市试点照护服务提供的三种方式之中，绝大多数（82%）失能人员及家属选择了由非正式照护者提供居家照护这种方式❶。从非正式照料者角度来看，当下我国居家失能老年人仍以家庭成员为主要的照料者，对他们来说，照顾重度失能失智人员不仅是体力、时间和金钱的付出，还面临着专业护理知识、技能的匮乏所带来的照料困难。如果将家庭成员这些非正式照料者纳入长护险体系中，如 C 市不仅给非正式照护者提供专业培训还直接支付给他们长护险的待遇，能够有效减轻家庭照料者们的经济压力和照料困难。另外，各试点地区均反映出护理人员匮乏的难题，如果能够通过长护险充分驱动非正式照料者的力量必将有助于缓解这一困局。将非正式照料者纳入长期照护保险体系实为符合国情民情之举。

总之，从我国老年人对长期照护的需求趋势以及稳固的资金保障来考虑，建立长期护理保险势在必行，应在吸取国际上和我国长期护理保险试点先进经验的基础上，扩大长期护理保险的实施范围。而从资金筹措的公平性、可靠性和可持续性来考虑，长期照护保险应以社会保险为主，商业保险只能作为补充。但长期护理保险的顺利可持续运行还必须靠社会养老服务来支撑。

---

❶ 覃可可，唐钧. 建立长期照护保障的制度框架——以成都市为例［J］. 开发研究，2019（1）：27 - 34.

第八章 中国老年人照护服务现状

一、中国老年人的照护服务供给现状

对老年人的照护服务需求来说，虽然通常采用失能评估工具如日常生活活动能力量表来测评，但在生活中，还有一些老年人的身体功能虽然没有失能但仍需要得到不同程度的帮助或是支持。谁在承担照护老年人主要职责，老年人到底获得了怎样的照护服务，这些信息是了解老年人照护服务资源供给状况的关键信息。

（一）主要照护者

根据中国老年社会追踪调查（China Longitudinal Aging Social Survey，CLASS），在被调查的 11494 个（城市 5478、农村 6016）老年人中，不需要别人照护帮助的达 92.34%，城市老年人略高，其余老年人即为在生活中需要他人照护者（总体 7.66%、城市 7.19%、农村 8.08%）。在这些需要他人照护的老年人中，还有 18.86% 的老年人没人照护，农村无人照护的老年人比例更高，见表 8−1。

表 8−1　中国城乡老年人的主要生活照护者情况　　　　（%）

照护者	城市	农村	总体
需要但没人帮助	15.23	21.81	18.86
配偶	31.98	32.92	32.5
儿子	24.37	23.25	23.75
儿媳	6.85	11.52	9.43

续表

照护者	城市	农村	总体
女儿	14.21	6.58	10.00
女婿	0.51	0.21	0.34
孙子女或其配偶	1.02	0.62	0.80
其他亲属	0.76	1.44	1.14
朋友邻里	0.25	0.41	0.34
保姆、小时工	3.81	1.03	2.27
志愿者	0.25	0.21	0.23
社区工作人员	0.25	0	0.11
其他人	0.51	0	0.22

资料来源：2016 年中国老年社会追踪调查数据。

调查结果还显示，在老年人的照护者中，配偶比例最高，达到 32.5%，其次是儿子，占 23.75%，再其次是女儿、儿媳。农村老年人中儿媳作为照护者的比例高于女儿，而在城市则相反，女儿照护老年人的比例达 14.21%，儿媳仅 6.85%。而其他家人照护老年人的比例相对较低。保姆、小时工在老年人的照护者中占比为 2.27%，城市老年人略高；志愿者、社区工作人员作为照护者的比例很低。

（二）社区服务获得情况

尽管有一部分老年人在失能后会入住养老院或护理院接受机构照护服务，但绝大部分老年人即使是在失能状况下也依然在家居住。因而社区的照护服务就显得尤为重要。根据 2016 年 CLASS 调查，中国老年人获得的各类社区服务如图 8-1 所示。

在各类社区服务中，老年人获得比例最高的服务是免费体检，总体老年人获得率为 23.93%，农村与城市老年人间的差距不大；建立健康档案也是获得程度相对较高的服务项目，城市老年人为 10.41%，农村老年人 8.49%；其次是上门探访和健康讲座，而其他的医疗类、康复护理类、日常生活类的社区服务老年人获得率均很低。

— 166 —

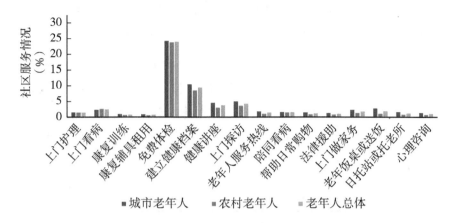

图 8 - 1　分城乡中国老年人获得的社区服务情况

资料来源：2016 年中国老年社会追踪调查数据。

二、老年照护服务机构

虽然家庭一直是照护老年人的最主要场所且家庭的养老作用无法取代，但随着老年人照护需求的增加以及人们生活质量的不断提升，对专业化照护的数量和质量要求也日益提高。作为提供照护服务的主要载体，近年来中国各种类型的照护机构在社会养老服务体系建设过程中也得到了飞速发展。

在中国，过去的养老机构多为救济性或针对特殊老年人的福利性机构，如收养无儿无女无经济来源"三无"老年人、收养退伍老年军人的养老院、军休所等。而且过去养老机构的服务多集中于基本生活服务，医疗、专业护理或康复服务的功能不足，相关设施也不健全。在国家采取各项政策措施大力推动养老服务体系建设的驱动下，老年照护服务机构的数量和照护能力也得以快速提升。例如，2017 年国务院在《"十三五"国家老龄事业发展和养老体系建设规划》中明确提出护理型床位占当地养老床位总数的比例不低于 30%，这一明确的目标规划有助于加快医疗照护型养老机构和设施的发展。

根据民政部发布的 2015—2017 年《社会服务发展统计公报》（见

表 8-2），2017 年中国的各类养老服务机构和设施达到 15.5 万个，养老床位 744.8 万张，每千名老年人拥有 30.9 张床位数。与 2015 年、2016 年相比，各类养老服务机构和设施（包括社区养老服务机构和设施、互助型的养老设施总数）、养老床位（包括社区留宿和日间照料床位、千名老年人拥有养老床位张数）都在持续增长，两者在三年间分别增长 33.6% 和 10.7%。这表明我国在设施机构规模方面的老年照护公共服务供给规模发展迅速。

表 8-2　2015—2017 年中国老年照护服务机构和设施发展状况

机构或设施 ＼ 年份	2015	2016	2017
各类养老服务机构和设施（万个）	11.6	14.0	15.5
养老服务机构（万个）	2.8	2.9	2.9
社区养老服务机构和设施（万个）	2.6	3.5	4.3
社区互助型养老设施（万个）	6.2	7.6	8.3
养老床位（万张）	672.7	730.2	744.8
社区留宿和日间照料床位（万张）	298.1	322.9	338.5
千名老年人拥有养老床位（张）	30.3	31.6	30.9

资料来源：国家民政部. 社会服务发展统计公报［R］. 2015，2016，2017.

相对于社区养老服务机构和设施、互助型养老设施的大量增长来说，注册登记的养老服务机构从 2015 年到 2016 年只是小幅增加。此外，养老床位包括社区留宿和日间照料床位和千名老年人拥有养老床位张数，享受护理补贴和养老服务补贴的老年人数都在增长。其中享受护理补贴和养老服务补贴的老年人数在两年间分别增长了 52.8% 和 9.7%，这表明我国老年照护机构和设施的规模在显著扩大，在一些重要领域的建设取得了明显成效。

但也应看到，养老服务机构等助老机构数量处在下降或者波动的水平。一方面，这主要是 2015 年与 2016 年民政部仅仅统计了注册登记的养老服务机构，表明政府更加注重养老服务机构的规范化管理；另一方面，其他养老助老机构数量的下降或波动也可能表明一些服务机构所提供的服务与老年人的需求之间尚有距离，难以满足老年人长期照护需求，以养老床位为例，2015 年年底全国已建成养老床位 672.7 万张，但入住老年人仅有 343.1 万人，床位空置率达到 49%。如何在既能满足大量增长的失能、半失能老年人机构照护需要的同时，又能提供老年人真正需要且支付得起的照护服务是大力发展长期照护机构必须正视的关键问题。

相对于居家照护来说，机构照护的优势在于其能够提供更专业化的、更全面系统的照护服务，如在照护中度甚至重度失智老年人方面，专业机构比家庭、社区更具有技术、设施、人员的优势。失智老年人及其家庭也往往更需要专业程度高的护理机构才能解决其医护问题。但我国现有注册登记的养老机构中，仅有不到两成的养护型、医护型机构能够为失智老年人提供其所必需的用药指导、康复训练以及健康护理服务❶。

近些年全国社区养老服务机构的数量虽然增长得也很快，服务内容和人群也在迅速扩大，但大多主要以提供上门生活照护、餐食服务、紧急安全救援、文化娱乐活动、基本健康护理为主，虽然能够帮助老年人解决居家养老的困难和不便、提高生活质量，但大量社区照护服务还难以有效满足失智、失能老年人对安全保障、认知训练、身体康复甚至专业医疗护理等长期照护的要求。只有形成能够适应各类老年人身体功能、购买能力的多层次社会化养老照护机构，明确不同类型机构的功能定位并开展专业服务项目，才能真正满足长期照护的需要。

三、照护服务的人力资源

服务人员、护工、护士、医生、康复理疗师、社工、评估师等是照

---

❶ 吴玉韶．中国老龄产业发展报告［M］．北京：社会科学文献出版社，2014.

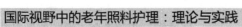
护服务的核心要素。由于我国各类养老人才的统计制度尚未建立，各类照护服务的专业或非专业人员数据还存在统计不全、统计分类过粗等问题。因此，所能获得的数据主要来自相关政府部门公布的养老机构和设施人员数据。

根据《2016 中国民政统计年鉴》，2015 年年底我国养老机构的专业技术技能人员为 19.56 万人。但根据养老机构的在院老年人数量来比较，则发现专业人员的数量缺口明显。2015 年全国养老服务机构在院老年人 214.73 万人，其中需介助的 40.14 万人，需介护的 23.56 万人，两者合计 63.70 万人。如果按照不能自理老年人与专业护理人员 3∶1 的配置标准，仅此部分老年人至少需要 20 余万专业护理人员。此外还有 151.03 万名能自理老年人，按照 10∶1 的比例配置服务护理人员的话，至少需要 15 万。由此大致估算养老机构所需的服务人员约为 35 万。可见中国养老机构中的专业人员数量与现有入住老年人的数量和照护需求相比难以匹配。

不但养老照护的专业人员数量不足，不同地区养老机构管理者的水平差距也比较大，落后地区的敬老院的管理者与东部发达城市养老机构管理者相比，专业化水平差异明显。专业化的养老机构管理人员严重缺乏，已经成为制约养老机构发展的重要因素❶。而养老机构管理人员也多集中在经济较发达地区，如 2015 年我国 12.27 万管理人员中，上海、江苏、四川等地养老机构的管理人员达到 8000 多人，而海南、青海、宁夏、西藏等地养老机构管理人员均不足 500 人。

我国老年照护所需的人才队伍面临一系列突出问题，除上述提及的总量不足、人才队伍缺口大、地区差异显著外，从人员结构来看，还体现出护理服务人员平均年龄越来越大、学历低、专业技能差，且基本集中在城镇地区，农村地区专业化的护理人员尤其匮乏。

护理人员的专业化程度不高也是一个普遍存在的问题。在很多机

❶ 中国公益研究院. 中国养老服务人才培养状况 [R]. 2017：5 - 7.

构，由于招募护理人员难，对其管理监督的力度也往往不足，管理不规范，养老护理员、护工、养老机构中的医疗服务人员持证上岗率低，很多人甚至没有参加过岗前培训，缺乏规范化、专业化技能，对于需要有基础医疗护理需求的长期照护来说难以保证质量。

在人力资源方面还面临着职业流动、流失频繁，许多人在此领域属于阶段性就业，并且由于护理人员自身乃至整个社会对照护者都缺乏充分的职业认同感，使得专业人员不愿意进入此行业。以上问题反映了我国照护服务人才培养体系尚未成熟，推进养老服务专业人才的培养、稳定人才队伍迫在眉睫。

近年来，各地对社工的重视程度提升，多地采取"政府购买"等形式促进社工服务，使得社工的工作环境改善、待遇提升、稳定性增加，社会工作者、特别是专业社工开始进入养老服务队伍。2015年全国养老服务机构和设施中，助理社会工作师、社会工作师人数分别为5162人和3900人，分别占全国助理社会工作师、社会工作师人数的3.3%、7.5%，相较于2011年的2097人和1256人，养老领域的社会工作者人数有明显增长，养老服务成为社会工作者工作的重要领域之一，但总量上仍需进一步增长。此外由于缺乏统计信息，我国开展社区居家养老的管理和服务人员、从事养老工作的医护人员尚难以掌握供给情况。

在养老服务人才培养方面，2014年6月教育部、民政部等九部门联合印发《关于加快推进养老服务业人才培养的意见》，提出"到2020年，基本建立以职业教育为主体，应用型本科和研究生教育层次相互衔接，学历教育和职业培训并重的养老服务人才培养培训体系"。目前，养老人才培养已基本形成学历教育和职业培训的两大人才开发体系。

养老服务人才的培养离不开学科发展。2020年2月，国家教育部公布了《普通高等学校本科专业目录》（2020年版）和《2019年度普通高等学校本科专业备案和审批结果》。2019年增设的老年学专业列入普通本科专业，学位授予门类法学、社会学专业类，修业年限四年。老

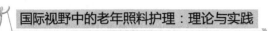

年学本科专业的设立和招生标志着中国高校老年学专业本科、硕士到博士培养教育体系的完整设立，这是推动中国老龄社会治理现代化人才培养的重要举措，是中国老年学教育的重要里程碑。老年学专业纳入教育部《普通高等学校本科专业目录》将会鼓励更多高校开设老年学专业，进一步提高老年学人才培养层次和规模。老年学等学科的发展将有助于带动养老服务人才培养规模和质量的提升。

从地方推动来看，到 2017 年 6 月底全国已有北京、天津、上海、江苏、浙江、安徽、福建、江西、山东、河南从省/市级层面出台养老护理员专项培养培训文件或方案。其中，江苏省推动的力度最大，由省财政厅直接拨款支持在全省范围内实施养老护理员培训计划，免费培养初、中、高级养老护理员。因此，总体来看，养老护理员队伍的培育工作开始得到各级政府、中高等院校、养老企业和机构、社会组织、专业培训机构等多元主体的广泛参与，已经涌现出院校培养（全国共有159所高职院校开设老年服务与管理专业）、政府依托基地培养（依托养老培训基地实现规模化培养）、校企合作（全国已有十个省份开展"订单式"养老护理员培养）、校政合作（主要围绕试点院校和示范专业、养老护理员职业技能竞赛、委托开展国内国际培训班等板块展开）、医企合作（例如，泰康集团已经在北京、江苏和湖北三省开始系统布局）、养老企业和机构自行培养（学徒制）、社会组织培养（以中国老龄事业发展基金会和中国红十字会为代表）、专业培训机构培养（包含对养老管理者和养老护理员多层次培养）八类模式。多层次、多渠道加强养老管理、护理服务人才队伍建设在政策和实践中得以大力开展，将有助于缓解人才匮乏、专业能力不足的局面。

四、中国的医养结合实践

（一）对医养结合模式的界定

医养结合是为满足老年人多元化需求，通过医疗资源和养老资源有机结合形成的新型养老服务供给模式，是持续性、专业性的服务供给方式。是医疗和养老两个领域在管理理念、服务能力和专业人才多重层次的深度融合，在养老过程中实现医疗服务可及性和连续性，扩展医疗和养老的共融发展模式❶。

在新的健康老龄化理念中，老年照护服务融入整个生命历程的公共卫生体系当中。老年人的功能能力和内在能力水平差异很大，在不同的健康阶段对医疗和照料护理的需求重点和程度是不同的。随着年龄增长和健康功能下降，只有在综合性的"医疗、照护与环境"体系中才能在生命的不同阶段中获得相应的生活或医疗服务。特别是对处于能力衰退阶段、能力严重受损阶段的老年人，单纯的医疗或单纯的养老都难以应对生活自理能力下降带来的种种问题，因此医养相结合的模式就成为一种现实选择，尤其是在老年长期照护方面，医养结合被认为是能够满足老年人对长期、持续医疗和照护需求的理性模式，因为接受长期照护者所需要的服务正是"社会照护和医疗照顾相结合、正式支持和非正式支持相结合的服务"❷。

（二）医养结合的政策演进

虽然在 2011 年《中国老龄事业发展"十二五"规划》《社会养老服务体系建设规划 2011—2015》等政策文件中就已经把医护养护型养老服务设施建设列入社会化养老服务体系建设规划。但 2013 年后尤其是 2015 年卫生计生委、民政部、发展改革委等多部委的《关于推进医疗卫生与养老服务相结合指导意见的通知》、2016 年国家卫计委《医养结合工作重点任务分工方案》颁布后，医养结合的发展目标、重点任务、发展模式、医养结合试点等工作才真正具体开展起来。在党的十九

---

❶ 付诚，韩佳均. 医养结合养老服务业发展对策研究 [J]. 经济纵横，2018（1）：28 – 35.

❷ Organization for Economic Cooperation and Development. Long Term Care for Older People [R]. Paris：OECD, 2005.

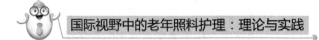

大报告中，把"推进医养结合"作为对老龄事业发展的要求之一。

习近平总书记在 2016 年 5 月关于《推动老龄事业全面协调可持续发展》的讲话中强调"要完善养老和医疗保险制度，落实支持养老服务业发展、促进医疗卫生和养老服务融合发展的政策措施"。2016 年 12 月在国务院办公厅《关于全面放开养老服务市场提升养老服务质量的若干意见》中专门对建立医养结合绿色通道提出了比较明确的意见，如建立医疗卫生机构设置审批绿色通道，支持养老机构开办老年病院、康复院、医务室等医疗卫生机构，将符合条件的养老机构内设的医疗卫生机构按规定纳入城乡基本医疗保险定点范围。鼓励符合条件的执业医师到养老机构、社区老年照料机构内设的医疗卫生机构多点执业。开通预约就诊绿色通道，推进养老服务机构、社区老年照护机构与医疗机构对接，为老年人提供便捷医疗服务，等等。

2017 年国务院在《"十三五"国家老龄事业发展和养老体系建设规划》中对完善医养结合机制、支持养老机构开展医疗服务有明确的规划方案。在完善医养结合机制方面提出统筹落实好医养结合优惠扶持政策，深入开展医养结合试点，建立健全医疗卫生机构与养老机构合作机制，建立养老机构内设医疗机构与合作医院间双向转诊绿色通道，为老年人提供治疗期住院、康复期护理、稳定期生活照料以及临终关怀一体化服务。大力开发中医药与养老服务相结合的系列服务产品，鼓励社会力量举办以中医药健康养老为主的护理院、疗养院，建设一批中医药特色医养结合示范基地。而关于如何支持养老机构开展医疗服务，该规划提出支持养老机构按规定开办康复医院、护理院、临终关怀机构和医务室、护理站等。鼓励执业医师到养老机构设置的医疗机构多点执业，支持有相关专业特长的医师及专业人员在养老机构开展疾病预防、营养、中医养生等非诊疗性健康服务。对养老机构设置的医疗机构，符合条件的按规定纳入基本医疗保险定点范围。国务院的这一重大规划对医和养如何结合、相互怎样融合、提供哪些服务都提出了比较具体的意见。

（三）医养结合的几种实践模式

在政策的不断推动下，很多地方在实践中积极开展医养结合养老模式探索。但医疗和养老如何实现有效融合却是一项有待探索创新的系统工程，在国家导向性、激励性意见和政策出台后，很多地方纷纷提出甚至尝试了医养结合的理念和做法。原国家卫生计生委办公厅、民政部办公厅分别于 2016 年 6 月、2016 年 9 月确定了第一批、第二批国家级医养结合试点单位。第一批包括北京市海淀区、东城区等全国 50 个市（区），第二批又进一步确定了 40 个市（区）。从试点单位及其他地区的实践情况来看，各地的医养结合模式多样、做法各异。邓大松等把已有的医养结合归纳为三类基本模式，即功能整合模式、合作运营模式、网络辐射模式❶。通过文献研究和我们的调研发现，现行的模式可大致分为医疗机构扩展养老服务、养老机构扩展医疗服务、医疗机构与养老机构合作这三种主要模式。

模式一：医疗机构扩展养老服务。例如，北京海淀医院、北京老年医院正进行安宁疗护试点，开放了安宁疗护床位 42 张。北京市海淀区作为首批国家级医养结合试点之一，还积极支持鼓励在有条件的二级以上综合医院开设老年病科，重点开展老年慢性病防治和康复护理等医疗服务项目。作为全国首家大型公立医院主办的养老机构，青杠老年护养中心于 2009 年由重庆医科大学附属第一医院投资兴建，为老年人提供养老、医护、康复为一体的服务。在试点地区杭州，截至 2018 年 2 月，杭州市有 27 家医疗机构设置了养老机构，还有 12 家护理院、14 家康复医院、19 家中医医院设立老年科或康复科，为老年人提供医疗、康复、护理等服务❷。又如，邯郸市广平县南阳堡村依托镇卫生院医疗资源，

❶ 邓大松，李玉娇. 医养结合养老模式：制度理性、供需困境与模式创新[J]. 新疆师范大学学报（哲学社会科学版），2018（1）：107–114.
❷ 全面推进医养结合，杭州市实现医疗机构和养老机构深度融合［R/OL］.（2018–02–07）［2019–06–23］. http：//www.sohu.com/a/221428025_374902.

创办了集养老、医疗、护理、康复、保健为一体的医养结合养老院，探索"医疗＋养老"的农村养老新模式。在吉林、山西、上海、四川等省份也比较积极地探索公立医院或专科医院转型为以康复、老年护理等为主的医疗机构，或由企事业单位职工医院、门诊部向以康复为主的社区卫生服务机构转型。还有的地方在医院附近新建或改扩建养老院，如通过调研我们发现河北某地依托原有的煤矿医院，将医院的部分病床主要用于收住老年人，使入住老年人能够便捷地获得医疗服务。云南曲靖以县医院为区域医疗中心，利用该地传统医学养生文化，发展健康养生产业，开发中医保健养生项目和健康食品，形成完整的健康产业链，推动医疗卫生服务和养老服务深度融合发展。

模式二：养老机构扩展医疗服务。这种模式主要体现为在具有一定规模的养老机构设置医疗诊所、医务室，或以养老机构为主体，通过与医院、医疗服务中心等的合作加强养老机构的医疗服务功能。对于在养老机构内部设置医疗机构，2017年11月原国家卫生计生委办公厅颁布的《关于养老机构内部设置医疗机构取消行政审批实行备案管理的通知》中要求养老机构内部设置的诊所、卫生所（室）、医务室、护理站应当符合相应的医疗机构基本标准，主要为服务对象提供健康管理、疾病预防、老年保健，常见病、多发病的一般诊疗和护理服务，以及诊断明确的慢性病治疗、急诊救护、安宁疗护等服务，有条件的可以采取家庭病床、巡诊等服务方式。也就是说，养老机构中的医疗机构主要以预防疾病、常见病处理、保健康复为主。在国家和地方相关政策的鼓励下，很多地方在不同类型的养老机构中大力发展医疗卫生服务。例如，原四川省卫生计生委等部门《关于加快推进医疗卫生与养老服务相结合实施意见的通知》中公布的数据，2017年，四川省50%以上的养老机构能够以不同形式为入住老年人提供医疗卫生服务❶。另外，还有很多

---

❶ 养老院内设医疗机构 符合条件的可纳入医保［R/OL］．（2016－08－03）［2019－06－23］．http：//www.sc.gov.cn/10462/12771/2016/8/13/10391952.shtml.

养老机构是通过与医院合作的方式来实现医养结合，养老机构通过与医院建立协作联盟或利用医院的诊疗制度提升养老机构"医"的功能，如山东威海有约40家农村养老机构和邻近医疗机构建立了医疗巡诊制度，超过一半的农村养老机构实现医养融合式发展。

模式三：医疗机构与养老机构合作。与前两种模式或侧重于医疗机构扩展养老功能，或侧重于养老机构扩展医疗功能不同，第三种模式在实践运行中体现形式更为多样。主要包括：在政府主导和推动下通过与第三方养老服务公司等企业或社会组织的合作提供医养结合的相关服务；新建、扩建专业化的养老养护基地、养老产业园、养老护理院等来突出医和养功能；或是在以养老特色的居住社区中强化医疗功能来实现老年人能够在家附近获得便捷的医疗护理服务。我们在调研中发现，如浙江、山东、云南等很多省份均以县为中心建立大型养老护理院，覆盖县城及所辖区域的农村地区，改善了以往养老中医疗服务不足的局面。河南成立的"老年医养协作联盟"，依托老年医学专业的技术与服务优势，为全省各地区养老机构提供人才培养、心理辅导、义诊巡诊和健康教育等方面的专业技术帮扶。各成员单位可通过绿色转诊通道随时将患病老年人转入医院住院治疗，经医院治疗好转或痊愈的老年人再送回养老院，形成了完善的双向转诊机制。再如，北京市海淀区在甘家口、青龙桥、北太平庄、羊坊店等街道进行医养结合试点，其做法是由社区卫生服务中心与第三方养老服务公司合作，建立一个由社区卫生服务中心、一个地区医养结合服务中心以及多个医养结合服务站共同组成的区域性医养结合服务体系。在地区医养结合服务中心设立一定数量的医养结合病床，医疗服务由社区卫生服务中心提供，而养老服务则由养老服务公司提供。地区养老服务中心根据社区数量和规模，下设若干个医养结合驿站。建立在社区内部的这些养老驿站以开展老年餐桌、康复理疗、文化娱乐活动、老年超市等满足老年人日常基本需要的服务为主。

（四）医养结合模式的经验与问题

这些模式在不同程度上突破了过去那种医疗机构和养老机构的功能

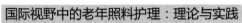

相互隔离的状态，拓展或新增的"养""医"功能使老年人有可能在同一地点获得必要的医疗及照护服务，或者在一定程度上打通了养和医之间的障碍。特别是从试点地区开展的医养结合探索来看，各地区针对各自的社会经济人口特点及本地的医疗养老资源不同程度地尝试了医养结合的实践模式，取得了一定的成效。很多地区通过出台激励性政策，打通医院和养老院、社区之间的就医障碍，以及建立绿色通道、加强医院与养老机构之间的合作等多种形式为老年人提供了更便捷、更一体化的养老服务，一定程度上改变了过去那种医疗和康复护理服务相隔离的局面，使很多老年人受益于这种模式，缓解了个人及家庭医疗与养老的压力；有的模式还有效疏解了医院在老年人长期照料护理方面资源不足的状况，也为居住在家庭和养老机构中的老年人获得通畅、连续、系统的医养服务提供了解决途径。可以说，医养结合尤其是在应对老年人的长期照护方面具有理论和实践上的突出优势。

从实践结果来看，各地的探索虽已取得了一定的成效，但同时也普遍面临医保支持力度不足、机构条件设施有限、人才短缺、制度障碍、需求与供给难以有效对接等问题。医养结合的不同模式各有利弊，例如养老机构开设医疗机构的模式有利于满足入住养老机构老年人对医护服务的需求，但大量小规模的、中低端的养老机构很难有条件开设医疗机构；而在医疗机构内开设养老机构的模式虽然能够充分利用医疗机构的资源和专业优势，但医疗机构是否有条件拓展养老功能，大量老年人长期持续的养老需求能否在医疗机构中得以满足，从总体上看，这种模式的可行性较差❶。相对来说，通过养老机构与医疗机构合作的模式可以充分利用各自已有资源，实现优势互补，通过双向转诊绿色通道等使老年人能够在医疗机构和养老机构之间接续获得服务，但这种合作模式也可能受到管理责任界限不清、机构参与积极性不高等因素的制约。

---

❶ 杜鹏，王雪辉. "医养结合"与健康养老服务体系建设［J］. 兰州学刊，2016（11）：170-176.

相对于在城市得到一定发展的医养结合，农村地区的"医养结合"尚在起步阶段，该模式在农村的发展很多还处于雏形甚至仅有理念阶段。除了少数经济发达地区的农村外，大量农村地区无论医疗条件还是养老条件都不足，负责养老和负责医疗的相关政府部门长期割裂，难以实现资源对接与整合，加之医养要实现真正结合还要以专业的医疗护理人才队伍为基础，这在农村更是养老中的瓶颈。尽管一些农村地区关于医养结合有前沿的思路和规划，但要在农村打通医养之间的障碍还需具备若干前提条件，包括制度上的完善，例如消除医疗保险与老年照料护理支出间的空白地带，尽快探索建立长期护理保险制度；以县及较大乡镇为中心的老年护理院、养老服务中心、日间照护中心应作为重要平台在满足失能老年人照料护理的基础上，与医院联合将专业医护和照料服务延伸至居家的农村老年人；与附近城镇医院联合，通过老年病学、医疗护理知识等培训提高农村基础医护人员和家庭照料者的照护能力。

什么样的医养结合模式才能真正行之有效？按照新的健康老龄化理念，不同健康状况的老年人对医养结合服务的需求差异很大，能力完好、能力衰退、失能的老年人对"养"和"医"服务的需求重点也不同。医养结合服务的对象是全体老年人而不仅仅是失能老年人，医养结合服务体系的构建需要关注不同老年个体的多元化需求，所以，医养结合的内容应包含健康教育、疾病预防、行为干预、疾病治疗、康复护理、长期照护、临终关怀等。医养结合的载体也不应局限于医院或养老院，只有把家庭、社区、医院、各种类型的养老机构、护理机构资源有效整合起来，这些场所都能够为老年人提供相应的医疗或养老护理服务才能真正达到医养结合的目的。这要求要协调好相关部门的利益，做好科学合理的制度安排，打通各项制度之间存在的障碍，尤其是在城乡医疗保险制度、长期照护保险制度、养老保障和福利服务制度等方面相互衔接整合，打通医疗、护理和养老照护之间的转介机制，特别是养老照护与医疗保险的政策衔接；还要打通部门内部各层级之间的管理机制，比如完善三级医院和社区医院、家庭医生之间的转诊机制。

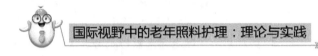

　　推进医养结合是我国积极应对人口老龄化的战略重点之一。只有把医和养融合起来才能为满足老年人的长期照护需求提供现实途径。虽然近年来我国很多地方积极探索运行了医养结合的多种模式，也取得了很多有价值、有成效的成果和经验，但医养结合还要以充分的资金保障、通畅的制度保障、专业的人力保障等条件为根本基础，只有在完善这些条件的基础上，医养结合模式才能更持续地发展，才能真正成为解决老年人长期照护问题的有效模式。

第九章　中国老年照护体系的
制度设计构想

我国正处于"边富边老"的老龄化与经济发展进程中，预计在未来的近半个世纪里，中国老年人的绝对数量将保持在世界首位，老龄化程度持续加深。即便是全面二孩政策的实施甚至今后倘若全面放开生育限制，从人口增长与经济社会发展的规律来看，也不可能从根本上扭转老龄化的大趋势，养老负担将成为我国最主要的社会负担。以家庭为单位来观察，生育政策的调整可能还会增加少儿人口数量，使"422"家庭模式甚至"423"等家庭模式增多。家庭在应对养老压力的同时还将面临更重的养小压力。而老年人照护在这样的时代背景与家庭背景下更凸显其紧迫性与严峻性。

本书把我国与世界上主要国家或地区的人口老龄化相关指标进行比较，揭示了我国人口老龄化在国际上的客观状况与相对水平。总的来说，值得乐观的是与发达国家相比，我国高龄化水平并不高，未来我国人口高龄化还有十年左右的增长缓和期，但2025年后高龄人口迅速攀升，高龄化发展速度将超过绝大多数国家。人口高龄化将使我国老年人失能后的照护问题更为突出，这将是我国在未来不得不正视的现实。

那些提前进入老龄化的发达国家为我国提供了丰富的经验与教训。我国在积极应对人口老龄化过程中应正视我国人口转变和老龄化的特殊性，做好养老顶层设计，在完善养老体系的同时推动老龄事业和产业的发展。我国进入人口老龄化已有20余年，经过这些年的探索，我们对

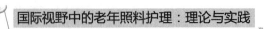

人口老龄化有了相对清晰的认知，但仍有不少问题或困难，如社会保障体系仍不够健全、城乡之间和地区之间差距亟须弥合、家庭和个人应对晚年生活风险的能力仍有待增强等。如今，中国在边富边老的过程中"老"与"富"的匹配度明显提高。综合实力的增强为我们化解"未备"难题、做好顶层设计提供可能。为此，需要通过逐步完善现有法律法规及相关配套措施，努力健全社会保障体系，进一步扩大城镇基本养老保险覆盖面，将养老服务资源向农村地区倾斜，采取多种措施缩小城乡、地区间养老服务差距，增强家庭和个人应对晚年潜在风险的能力。

中国虽然尚为发展中国家，但目前已达到中等收入偏上的水平，老龄化程度又比其他绝大多数发展中国家明显高出很多，老龄化发展速度在追赶发达国家的同时经济增长的速度相对更快，这意味着我国的人口转变和老龄化发展轨迹既不同于典型的发展中国家也异于发达国家，具有特殊性，因此应对人口老龄化也应当在借鉴的基础上体现中国特色，即一方面在"未富先老"转向"边富边老"的有利时期为未来老龄化高峰期蓄积养老资源，大力完善养老的经济保障体系、照料服务体系、制度管理体系等；另一方面也要利用难得的庞大老年市场推动老龄产业发展，为经济发展提供增长点，进一步提高富裕水平从而为应对更严峻的老龄化挑战奠定经济基础。而这两方面要实现相辅相成有赖于做好养老政策制度的顶层设计，把老龄问题作为一个系统性、长期性、利弊共存性的问题加以管理、规划。

具体就老年人的照护问题而言，过去那种把照料老年人完全作为家庭责任，照料等同于服侍老年人吃喝拉撒的狭隘的观念已经不能适应时代发展，老年人的需求需要提升了。随着预期寿命的日渐延长，人们对健康的追求已不仅仅是生命的长度，而是进一步注重寿命的质量。基于对健康和老龄化的最新认识，要缩短老年人带病期，延长健康余寿，不仅要关注老年人个体健康状况，更要发展以老年人为中心的综合性（医疗、照护与环境）照护体系，为人们提供生命历程中所需的各项健康支持。

本书通过理论与实证探讨，重点对日本和韩国这两个在老年人照护领域具有借鉴价值的国家进行剖析，在对我国老年照护政策、现状等展开分析的基础上，就老年照护有关的问题提出看法与建议。进一步地，我们认为，老年人的照护绝不单纯是谁来照顾、怎样照顾的问题，而应当从系统的、长远的、全人群的、全生命周期的视野来看待。基于前文的研究，在我国老年照护体系的制度设计上，以下六大方面是当前值得重视的。

一、以健康老龄化理念为引导构建老年照护体系

健康是影响老年人生活质量最基本也是最重要的因素。随着人口老龄化和医疗卫生服务的发展，以及社会政策的进一步变革，我们需要用一种更新的健康理念来审视照护在应对人口老龄化过程中的作用，发展以老年人为中心的综合性（医疗、照护与环境）公共卫生服务体系，为老年人提供生命历程中所需的各项健康支持，最终不仅改善老年人的身体健康，也促进老年人的能力发挥。

2015 年，世界卫生组织在关于健康老龄化的报告中指出典型的老年人并不存在。通过对我国老年人健康现状的初步分析也发现，2016 年中国老年人基本日常生活能够完全自理的老年人几乎达到九成，不能完全自理的老年人仅 10.18%。照护服务体系的重点虽然是那些少数的失能、半失能的老年人，但导致疾病、失能的风险因素往往是在生命历程中累积起来的，预防性的、延缓性的医疗服务、照护服务、社会干预服务等对降低晚年阶段的长期照护压力都是非常必要的。因此要打破那种认为照料护理只是针对失能、部分失能者提供服务的局限，从全局的、生命历程的视野来构建符合各阶段人群特点的照护体系。针对正处于老年期的人群，特别是对失能或失智的老年人，通过提高医疗卫生的可获得性或提供更有效的照护服务就能延缓他们的衰退程度甚至提高功能水平，使老龄化轨迹向更健康的趋势发展。

虽然一些国家在老年人的照护领域已经积累了很多经验，但是国情

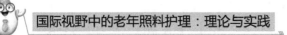

的差异决定了我国不可能简单复制或照搬国际经验，而是应结合新时代发展战略目标探索中国特色养老道路。根据现阶段我国对老龄事业产业总体发展的要求，结合世界卫生组织提出的新的健康老龄化理念，完善我国的老年照护体系应从制度保障、资金保障、服务保障、环境营造、家庭支持五个维度综合推进，才能应对人口老龄化快速发展的挑战，并满足多种类型老年人多元化的照护需求。

二、完善老年照护体系的制度保障

近年来我国在有关老年人照护的制度保障方面取得了很大进展，包括直接或间接与照护有关的制度、政策都有了飞跃式发展，如养老金保障、医疗保障等的不断健全都为长期照护提供了更有利的制度保障基础。制度保障更集中地体现在长期照护政策方面，通过梳理和分析我们发现近些年来相关政策逐步从笼统的、模糊的以导向型为主的政策向更加明确的、具体的、可操作性强的方向转变，这对于我国探索如何发展有效的长期照料护理保险制度起到了基础性的开创性作用。

根据日本、韩国等国家的经验和我国在实践过程中尚存在的问题，在长期照护的制度保障方面，还应注重以下四点。

第一，在制度上，需要构建覆盖所有人群的长期照护系统、以老年人为中心的卫生服务体系，并将老龄关爱理念融入政策设计和社会观念。与此同时，依据老年人生命过程中能力的变化，通过有效的衔接和转介机制，为老年人提供及时的、可及的、可负担的充足支持，尽可能地延长老年人的健康老龄化轨迹。

第二，改变包括长期照护服务在内的老龄服务过程中的政策碎片化、管理部门化的问题，尤其要在卫生和社会照料领域保持政策的一致性、连续性，实现有效整合的长期照护。

第三，长期照护系统要改变医、养相对隔离的局面，从以疾病为基础的治疗模式，向以老年人为中心的综合关怀模式转变，通过逐步解决卫生保健、疾病预防、社区与家庭医疗、补充医疗、康复等专业性照护不足的问题，为老年人尤其是处于失能半失能状态的老年人提供就近可及的、连续的、可负担的照护服务。

第四，不能脱离其他制度基础单纯地发展长期照护，只有养老保障、医疗保障、福利保障、公共服务保障的综合推进才能为整个照护体系提供坚实的基础。

三、通过长期照护保险等增强资金保障的水平和范围

稳定、持续的资金支持是老年人照护体系健康发展的重要保证。制度化、多元化、公平合理的资金保障体系是照护服务顺利提供和持续发展的前提。有效稳定的资金支持不仅可提高服务质量和供给效率，也可进一步激发养老服务市场的活力，推动老年服务体系的创新和发展。

在照护体系中，长期照护所产生的照护费用是最巨大而持久的，而老年失能人群的增加必然加剧照护资金压力。如果没有更加可靠而多元的资金来源，家庭或社会都难以独立承担照护老年人带来的资金难题。近年来我国在社会保险、政府补助、商业保险三大方面均出台多项政策，保障养老服务体系的可持续发展。社会保险方面主要体现为完善社会医疗保险和开展长期照护保险两条主要路径。习近平总书记在2016年5月关于《推动老龄事业全面协调可持续发展》的讲话中强调"要完善养老和医疗保险制度，落实支持养老服务业发展、促进医疗卫生和养老服务融合发展的政策措施"，并指出医保在养老资金保障中的基础作用。

我国自2016年以来的长期照护保险试点得到迅速推进并在试点地区取得了初步成效，但长期照护保险资金筹集的可持续性、充分性等问题还有待检验，此外能否在全国全面推开也是一个亟待研究的问题。长期照护保险是采取社会保险的方式、商业保险的方式还是多层次的综合保险体系是研究和实践中都未达成一致的问题，也关系到长期照护保险发展的覆盖面、保障程度、可持续性等。众所周知，长期照护社会保险具有强制性、广泛性的特点，是解决商业性长期照护保险市场失灵问题

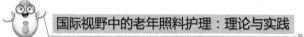

的有效方法，但其保障水平相对较低，无法满足失能人员的多样性需求。因此，众多研究均提出应建立多层次长期照护保险体系，以长期照护社会保险为主、长期照护商业保险为补充，充分发挥政府和市场的共同作用。

从日本、韩国等国的长期照护保险制度的经验和我国的国情来看，发展长期照护保险首先要遵循两个原则：一是符合中国国情，经济社会状况、文化背景、人口变动趋势决定了我国不能照搬任何一个国家现成的制度模式，要以创新的思维来建立具有中国特色的长期照护保险制度；二是分阶段推进，在对失能人口及其家庭照料资源变动趋势科学预测的基础上，分步骤、分阶段地推进长期照护保险制度建设，在目前已有的试点地区基础上可逐步扩大试点范围，增加试点地区的多样性，再逐步扩展到全国。长期照护资金的保障更主要地还有来自个人、家庭的积累和准备。鼓励个人在未进入老年时就为应对风险做好必要准备，利用一切条件做好健康管理和养老资金规划。

日本、韩国等国的长期照护保险制度经过十余年的发展，在解决老年人的照护问题上发挥了显著作用，但所面临的挑战也日益严峻，为我国提供了难得的参考与启示。例如，与商业保险或社会福利相比，采用社会保险的方式来使尽可能多的公民获得照护保障，应对可能存在的照护风险，同时既不会像社会福利那样使财政负担不堪重负，也可以避免商业保险对收入较低者的排斥。但政府、个人、企业或单位如何合理分担保险费用应当是发展我国长期照护保险制度要特别重视并加以不断调整的关键。事实上，从日本、韩国等国的经历来看平衡各主体间的权利与义务始终是长期照护保险改革修订的主要目的与原因。中国目前在试点地区开展的长期照护保险在资金来源上大多主要依靠医疗保险，但从长远来看不但会加重医疗保险资金的负担，也会使长期照护保险资金的稳定性和持续性面临风险。因此，我国在探索完善长期照护保险的过程中，充分考虑各种参保人的参保能力，合理制定参保的条件、责任和权利，对低收入参保者可加大政府的扶持力度，才能在充分吸纳参保者的基础上体现公平。

我国当前的长期照护保险试点在很多地区主要针对的保障对象是重度失能者,但有的地区是要求这些失能者须入住定点机构接受照护服务才能获得照护保险的保障。从日本、韩国及其他国家的情况看,居家照料相对于机构照料来说有助于控制费用的增长,但如何明确居家照料等服务的内容、质量等却需要有更细致的政策和标准给予规定。明确规定长期照护保险的给付范围才能保证各类服务或照料行为高效优质地提供给有需求的老年人。

四、推进居家社区的医养结合能力以完善照护服务保障

2020 年,我国要全面建成以居家为基础、社区为依托、机构为补充、功能完善、规模适度、覆盖城乡的养老服务体系。通过前文分析可以看到,目前中国失能老年人的照护主要由其家庭成员承担,社会化的照护服务资源供给严重不足,专业照护机构和床位一方面短缺,但另一方面已有的机构设施又不能适应老年人的需求,出现空置,服务可得性、可负担性等还存在问题。此外,医疗护理资源的配置不公平等问题也普遍存在,如仍有38%的农村老年人和14%的城市老年人因为负担不起相关费用而难以获得必要的医疗服务。

通过对日本、韩国照护服务的经验分析发现,对老年人的照护服务不能仅靠医院和养老机构,而要构建起家庭、社区、机构为主体的多层次照护服务系统,扩大照护服务覆盖面,使照护服务深入到家庭和社区。

首先,加强家庭照护支持,减轻家庭压力,提高服务质量。居家照护必然是中国老年人获得照料护理的最主要模式,社区照护和机构照护的功能在于为家庭照护提供支持与补充。这就需要社区资源、机构资源能够首先基于家庭照护的需要弥补不足,提供上门服务、日间照料、喘息服务等减轻家庭照护压力;各级政府或各类社会组织机构可通过对需要照护的老年人和提供照护的家庭成员进行需求评估,以家庭需求为核

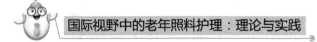

心，通过评估结果决定采用资金补贴、照护帮助或环境改造等方式来延续老年人的居家生活，并减轻家庭成员在经济、身心健康、时间上的照护负担，切实鼓励家庭成员提供照护服务。

其次，鼓励老年人提高包括健康生活方式、知识技能、信息素养等多方面的自身素质，积极参与社会活动，继续发挥正能量，最大限度地促进老年人的全面发展，增强自身的独立性，延迟、缩短需要他人照护的时间。

最后，要加快老年人宜居的环境建设，为充分发挥老年人的自理潜能创造条件，鼓励老年人利用外部有利环境实现健康老龄化，尽可能实现在家养老、在熟悉的社区中养老，减少接受机构长期照护的可能性。

此外，作为针对多类型人群的照护服务，要准确合理定位目标群体，通过政策的细化确保政策的有效性，通过对服务对象需求的全面评估确保服务供给与需求的精准对接。政府、第三方机构和组织等还应对照护服务进行科学、客观地评估，监督服务执行的规范性，保证服务的质量。

五、全方位营造有利的照护环境

根据新健康老龄化的理论，发展和维护功能能力以使老年期能保持良好状态的过程才是真正的健康老龄化。而对其中的核心概念功能能力，维持与促进老年人功能能力的两个基本途径之一就是提供环境支持。环境包括外部世界构成个人生活背景的所有因素，从微观到宏观层面的家庭、社区和更广大的社会都被涵盖其中。环境包括物理环境、人与人之间的关系、健康和社会政策、支持体系、服务等。对于照料护理而言，只有全方位营造有利的照护环境方能真正提供有质量、符合个人需要的照护服务。对我国来说，当前的照护环境应更注重以下四个领域。

第一，建立独立的照护政策体系，针对不同健康状况老年群体的需求，建立分类别的照护政策，强化顶层设计作用。明确照护的发展目标和理念、政策安排和实现路径，如长期照护具有长期性、综合性、近身性等特点，需要实施中长期专项行动计划，实现设施、人力、资金三大基础资源形成匹配、永续发展。同时应鼓励各地多元试点，探索不同的照护筹资方式，以适度普惠为总体方向，做到资金可控、对象可选、服务资源和社会认知同步成长。

第二，转变建设理念，合理配建照护基础设施，从关注养老床位及数量转向关注护理床位及床位利用率，完善照护基础设施统筹规划，聚焦于满足失能失智老年人长期照护这一基本养老服务需求。同时，着力构建社区嵌入式照护基础设施体系，实现社区嵌入式中小型照护机构的配套建设，让长期照护进入失能失智老年人家庭成为现实。此外，需要落实保障机制，保障社区嵌入式中小型照护机构的用地用房需要，并健全监管机制，通过公建民营的方式形成规范化、专业化、连锁化的市场运营模式。

第三，目前我国还处于老年人照护发展的初期阶段，为推动老年人照护的健康发展，面对理论和实践的诸多不足和误区，首先要做的是在全社会明晰和贯彻长期照护的理念、本质和定位，在全社会逐步形成共识，然后由公共部门和社会各机构及团体共同推动长期照护在全社会的发展壮大。

第四，健康老龄化离不开支持性的环境保障。长期以来，我国的城市规划、居住区规划乃至家庭内部装修设计对老年人的特殊需求考虑不够，甚至完全忽略。随着老龄化的快速发展，暴露出的问题也越来越突出，不利于老年人健康独立地生活，甚至还会造成安全隐患。应在全社会大力宣传和树立老年宜居的理念，加强老年宜居环境的建设。强调老年人居住环境的整体规划和设计都应围绕"健康、参与和安全"主题展开，满足老年人对户外空间、公共建筑、住房、社会参与、卫生和社区服务等方面的需求。重视网络与大数据对老年人生活方式的影响，在建设年龄友好型城市或社区时，应充分考虑老年群体的特点和需求，真正把信息化与大数据的优势与老年人需求结合起来，使老年人的房屋、

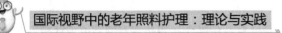

设施等兼具安全性、实用性、便捷性与可控性，并根据老年人健康的变化不断调整。在进行年龄友好型社区环境建设的同时，还可通过科技手段和智慧养老的各种技术，为社区老年人生活服务提供支撑，满足轻度和中度护理的养老需求，形成多代融合的社区。

六、为家庭照护者提供支持

在提供老年照护的过程中，尤其是照顾失能失智程度深的老年人往往对家庭成员的身心造成沉重负担，很可能对照顾者的身体、心理、就业、收入、社会交往等产生影响。但无论从老年人的照护意愿还是从实际提供照护的数量、质量来看，家庭照顾者都是照护队伍的主力军，也是维系居家照护的主要载体。因此很多国家越来越致力于支持家庭照护者来解决老年照护负担加重的难题，由过去的大力发展机构照护转而挖掘家庭的潜力。在这方面日本、韩国等亚洲国家已通过照护保险、照护服务支持、居家社区支持、环境构建、经济激励等种种政策措施加大家庭照护支持。还有很多国家也都采取了相应的支持性政策，如为支持家庭照顾者，北欧国家的法律规定，最少每个月要给予其三天法定休息时间，在这三天中，家庭可以将需要照顾的老年人送到社区中心或者老人院，享受喘息服务。在荷兰的一项照料金预算计划中，老年人若不要国家提供养老床位，便可领取一笔相当于政府支出的养老床位开支 2/3 的资金，由老年人和家庭自己去购买社会服务。仅 2006 年荷兰全国就有 8.5 万人选择了照料金，为国家一年至少节约了 3.3 亿欧元。当政府与社区和家庭合理分担责任，市场化倾向提升时，老年人照护的社会治理就较之从前更为重要。

家庭照护与机构照护之间具有替代性，而与基于社区的居家照护是互补的。当前国际上倡导在地老化、社区菜篮式服务体系，实际上也是鼓励满足老年人就近养老的需求，尤其是鼓励社区日间照料中心的发展，为老年人及其家庭提供过渡性的选择。还可以通过家庭照护者津贴、喘息服务、代际就近居住的住房激励等政策措施来切实缓解照顾老年人的家庭成员的照顾负担，提升家庭照护者的生活质量。同时，随着科技水平的提高，智慧养老等科技手段和平台的发展也将有助于提升各种照护服务的便利性，如各种监控或紧急呼叫设备、电子秘书、智能机器人、智能浴缸等都将推动居家照护服务的进一步提升。

通过分析我们发现，在我国，老年人的照护需求正随着老龄化的发展在迅速加剧，而且，社会经济地位相对处于弱势的老年群体如农村老年人、高龄老年人、低收入老年人、教育程度低的老年人等所面临的失能风险更大，更需要得到社会长期照护系统的支持。近年来，我国在包括长期照护在内的养老服务体系建设方面取得了显著的成就，体现在各项政策、措施相继出台并逐渐细化，很多地区开展了卓有成效的探索实践，特别是在长期照护保险的试点方面更是得到了快速推进。但通过系统梳理我们也看到，在应对老年照护挑战方面我国依然面临诸多的匮乏和不足，包括资金的充分性和可持续性问题、专业化机构和护理服务人员数量有限、医养结合等模式在运行中还存在种种障碍和问题等。

要应对这些挑战并能够适应新时代要求，建立中国特色照护体系，首先要更新思想观念，积极看待老年人的作用和价值，在借鉴其他国家先进经验的同时，正视我国的现实国情，客观分析我国老年群体的特点和照护需求，在新健康老龄化的框架下逐步完善老年照护体系。

参考文献

［1］李志宏. 国家应对人口老龄化战略研究总报告［J］. 老龄科学研究, 2015 (3): 4 - 38.

［2］Statistics Korea, 2019 statistics on the aged［R/OL］. (2019 - 09 - 27)［2020 - 03 - 29］. http: //kostat. go. kr/portal/eng/pressReleas- es/11/3/index. board? bmode = read&bSeq = &aSeq = 384348&pageNo = 1&rowNum = 10&navCount = 10&currPg = &searchInfo = &sTarget = title&sTxt =.

［3］出和晓子. 日本护理保险制度研究: 创立背景、改革过程与 经验借鉴［D］. 北京: 中国人民大学, 2009: 5.

［4］中华人民共和国民政部. 2000 年民政事业发展统计报告［R/ OL］. (2001 - 04 - 03)［2018 - 05 - 16］. http: //www. mca. gov. cn/arti- cle/sj/tjgb/200801/200801150093959. shtml.

［5］穆光宗. 中日韩三国人口老龄化比较［J］. 中国延安干部学院 学报, 2012 (5): 108 - 114.

［6］联合国. 世界人口展望 (2017 年修订版)［R］. 2017.

［7］史薇. 金砖国家人口老龄化的比较研究［J］. 老龄科学研究, 2013 (6): 72 - 79.

［8］中国—东盟中心. 2016 中国—东盟数据手册［R］. 2017.

［9］魏南枝, 常夷. 美国的人口结构变化和社会不平等［J］. 美国 问题研究, 2018 (1): 122 - 139.

［10］孙鹃娟, 高秀文. 国际比较中的中国人口老龄化: 趋势、特

点及建议［J］. 教学与研究, 2018（5）: 59 - 66.

［11］国家卫生健康委员会. 2019 年我国卫生健康事业发展统计公报［R］. 2020.

［12］国家应对人口老龄化战略研究长期照料服务制度研究课题组. 长期照料服务制度研究［M］. 北京: 华龄出版社, 2014.

［13］World Health Organization. World report on ageing and health［R］. Geneva, Switzerland: World Health Organization, 2015: 26.

［14］Bortz E L. Healthy Aging［J］. Journal of Michigan State Medical Society, 1963, 62: 664 - 666.

［15］邬沧萍, 姜向群. "健康老龄化"战略刍议［J］. 中国社会科学, 1996（5）: 52 - 64.

［16］邬沧萍, 彭青云. 重新诠释"积极老龄化"的科学内涵［J］. 中国社会工作, 2018,（17）: 28 - 29.

［17］陆杰华, 阮韵晨, 张莉. 健康老龄化的中国方案探讨: 内涵、主要障碍及其方略［J］. 国家行政学院学报, 2017（5）: 40 - 47.

［18］国家卫生和计划生育委员会, 等. 关于印发"十三五"健康老龄化规划的通知［A/OL］.（2017 - 03 - 17）［2018 - 09 - 12］. http://www. nhc. gov. cn/lljks/zcwj2/201703/86fd489301c64c46865bd98c29e217f2. shtml.

［19］Elder W G. The Life Course as Developmental Theory［J］. Child Development, 1998, 69（1）: 1 - 12.

［20］胡薇. 累积的异质性生命历程视角下的老年人分化［J］. 社会, 2009（2）: 112 - 130.

［21］穆光宗. 不分年龄、人人健康: 增龄视角下的健康老龄化［J］. 人口与发展, 2018（1）: 11 - 13.

［22］杜鹏, 董亭月. 促进健康老龄化: 理念变革与政策创新——对世界卫生组织《关于老龄化与健康的全球报告》的解读［J］. 老龄科学研究, 2015（12）.

［23］Verbrugge L M, Jette A M. The disablement process ［J］. Social Science & Medicine. 1994（38）：1 – 14.

［24］Lawton M P, Moss M, Fulcomer M, et al.. A Research and Service Oriented Multilevel Assessment Instrument ［J］. Journal of Gerontology, 1982, 37（1）：91 – 99.

［25］初炜, 胡冬梅, 宋桂荣, 等. 老年人群养老需求及其影响因素调查分析 ［J］. 中国卫生事业管理, 2007（12）：836 – 838.

［26］彭希哲, 宋靓珺, 黄剑焜. 中国失能老人长期照护服务使用的影响因素分析——基于安德森健康行为模型的实证研究 ［J］. 人口研究, 2017（4）：46 – 59.

［27］裴晓梅, 房莉杰. 老年长期照护导论 ［M］. 北京：社会科学文献出版社, 2010：27.

［28］施巍巍. 发达国家老年人长期照护制度研究 ［M］. 北京：知识产权出版社, 2012：50 – 51.

［29］张恺悌, 孙陆军, 牟新渝, 等. 全国城乡失能老年人状况研究 ［J］. 残疾人研究, 2011（2）：11 – 16.

［30］Organization for Economic Cooperation and Development. Long Term Care for Older People ［R］. Paris：OECD, 2005.

［31］景跃军, 李元. 中国失能老年人构成及长期护理需求分析 ［J］. 人口学刊, 2014, 36（2）：55 – 63.

［32］党俊武. 中国城乡老年人生活状况调查报告（2018）［M］. 北京：社会科学文献出版社, 2018：142.

［33］温兴祥. 中老年人生活自理能力的性别差异之谜 ［J］. 人口研究, 2017（3）：76 – 86

［34］Munich Center for the Economics of Aging Survey of Health, Ageing and Retirement in Europe（SHARE）［EB/OL］.（2013 – 03 – 28）［2019 – 03 – 24］. http：//www. share – project. org/home0/wave – 4. html.

［35］Wang Y, Huang Y, Liu Z, et al. A Five – Year Community Based Longitudinal Survival Study of Dementia in Beijing, China：A 10 /66

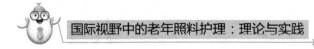

Dementia Research Group Population – Based Study ［J］. International Psychogeriatrics，2010（5）.

［36］Alzheimer's Disease International. World Alzheimer Report 2015：The Global Impact of Dementia ［R］. 2015.

［37］李昂，殷淑琴，徐勇，等.2010—2030 年中国老年期痴呆的预测 ［J］. 中国老年学杂志，2015（13）：3708 – 3711.

［38］孙鹃娟，冀云. 中国老年人的照料需求评估及照料服务供给探讨 ［J］. 河北大学学报（哲学社会科学版），2017（5）：129 – 137.

［39］唐丹，姜凯迪. 家庭支持与朋友支持对不同自理能力老年人抑郁水平的影响 ［J］. 心理与行为研究，2015（1）：65 – 69.

［40］中国大百科全书（社会学卷）［M］. 北京：中国大百科全书出版社，1991：102.

［41］戴维，波普诺. 社会学（第十版）［M］. 李强，等，译. 北京：中国人民大学出版社，2004：388 – 392.

［42］孙鹃娟. 中国老年人的婚姻状况与变化趋势——基于第六次人口普查数据的分析 ［J］. 人口学刊，2015（4）：77 – 85.

［43］Statistics Korea. Population aging ［R/OL］.（2019 – 09 – 27）［2020 – 03 – 18］. http：//kostat. go. kr/portal/eng/pressReleases/11/3/index. board.

［44］王跃生. 中国城乡家庭结构变动分析——基于 2010 年人口普查数据 ［J］. 中国社会科学，2013（12）：60 – 77，205 – 206.

［45］彭希哲，胡湛. 当代中国家庭变迁与家庭政策重构 ［J］. 中国社会科学，2015（12）：113 – 132，207.

［46］Existing State and Trends of Elderly People and their Environment ［R/OL］. ［2020 – 03 – 18］. https：//www8. cao. go. jp/kourei/english/annualreport/2010/pdf/p6 – 8. pdf.

［47］Statistics Korea. 2011 Statistics on the Aged ［R/OL］.（2011 – 09 – 29）［2020 – 04 – 07］. http：//kostat. go. kr/portal/eng/pressReleases/1/index. board？bmode = read&aSeq = 273390.

［48］Statistics Korea. Results of the 2010 Population and Housing Census？［R/OL］.（2011 – 07 – 20）［2020 – 04 – 07］. http：//kostat. go. kr/portal/eng/pressReleases/7/1/index. board？bmode = read&bSeq = &aSeq = 273080&pageNo = 2&rowNum = 10&navCount = 10&currPg = &searchInfo = &sTarget = title&sTxt =.

［49］孙鹃娟. 中国老年人的居住方式现状与变动特点——基于"六普"和"五普"数据的分析［J］. 人口研究, 2013 (6)：35 – 42.

［50］彭希哲, 胡湛. 当代中国家庭变迁与家庭政策重构［J］. 中国社会科学, 2015 (12)：113 – 132, 207.

［51］Statistics Korea. 2018 Statistics on the Aged［R/OL］.（2018 – 09 – 27）［2020 – 04 – 10］. http：//kostat. go. kr/portal/eng/pressReleases/1/index. board？bmode = read&aSeq = 384059.

［52］费孝通. 家庭结构变动中的老年赡养问题——再论中国家庭结构的变动［J］. 北京大学学报（哲学社会科学版）, 1983 (3)：7 – 16.

［53］晏子. 倾向传统还是走向现代：性别意识与养老责任态度——基于中国、日本、韩国的比较研究［J］. 公共行政评论, 2018 (6)：112 – 136, 212.

［54］陆杰华, 王馨雨, 张雁雯. 社会转型背景下不同代际队列的养老责任观念变化探究——来自 2015 年中国综合社会调查数据的验证［J］. 华中科技大学学报（社会科学版）, 2019 (2)：105 – 115.

［55］Annual Report on the Ageing Society：2018（Summary）［R/OL］.［2020 – 04 – 07］. https：//www8. cao. go. jp/kourei/english/annual-report/2018/pdf/c1 – 2 – 1. pdf.

［56］中华人民共和国民政部. 2018 年民政事业发展统计公报［R］.

［57］毛瑛, 朱斌. 社会性别视角下的代际支持与老龄健康［J］. 西安交通大学学报（社会科学版）, 2017 (3)：63 – 72.

［58］王跃生．中国城乡家庭结构变动分析——基于 2010 年人口普查数据［J］．中国社会科学，2013（12）：60－77，205－206．

［59］Japan Ministry of Health，Labor and Welfare. Comprehensive Survey of Living Condition［R］．2016．

［60］权海善，奥野纯子，尹吉善，等．延边地区朝鲜族居家老年照料者的照料负担及影响因素［J］．中国老年学杂志，2011（22）：4419－4421．

［61］罗杰，吉奈里，任敦姬，等．当代韩国孝道的变迁［J］．民间文化论坛，2015（3）：5－18．

［62］郭佩．日本老年照顾责任分担比例测算研究［D］．北京：北京外国语大学，2014．

［63］刘华伟．老龄化背景下中日韩家庭养老研究［D］．长春：吉林大学，2017．

［64］李骅，蔡忆思，林卡．韩国家庭护理员制度及其对中国的启示［J］．社会工作，2019（5）：52－61，109．

［65］杨菊华，李路路．代际互动与家庭凝聚力——东亚国家和地区比较研究［J］．社会学研究，2009（3）：26－53，243．

［66］Japan Ministry of Health，Labor and Welfare. Summary Report of Comprehensive Survey of Living Conditions［R］．Ministry of Health，Labor and Welfare. 2010．

［67］徐薇，钱晨光，马亚军，等．北京市城区失能老人家庭照顾者照顾负担现状及其影响因素的研究［J］．中华疾病控制杂志，2014（7）：663－666．

［68］Shiba K，Kondo N，Kondo K. Informal and Formal Social Support and Caregiver Burden：The AGES Caregiver Survey［J］．Journal of Epidemiology，2016（5）：1－7．

［69］Ministry of Health and Welfare. Continuous Increase of the Satisfaction Rate［R］．Press release. Seoul，2014．

［70］ International Longevity Center. A Profile of Older Japanese 2013 ［R］. 2013：61.

［71］ 党俊武. 老龄蓝皮书：中国城乡老年人生活状况调查报告 (2018) ［M］. 北京：社会科学文献出版社, 2018.

［72］ 尹文清, 罗润东. 老龄化背景下日本养老模式创新与借鉴 ［J］. 浙江学刊, 2016 (1)：174 - 179.

［73］ 解芳芳, 朱喜钢. 中日社区居家养老模式对比研究——基于社会嵌入理论视角 ［J］. 中国名城, 2016 (11)：75 - 82.

［74］ 张晓萍, 厉瑛, 王志红. 日本家庭护理概况及对我国的启示 ［J］. 护理学杂志, 2008 (11)：74 - 75.

［75］ 王伟. 日本家庭养老模式的转变 ［J］. 日本学刊, 2004 (3)：98 - 109.

［76］ 翟绍果, 马丽, 万琳静. 长期护理保险核心问题之辨析：日本介护保险的启示 ［J］. 西北大学学报 (哲学社会科学版), 2016 (5)：116 - 125.

［77］ 厚生劳动省老健局. 日本的介护保险制度 ［R/OL］. (2016 - 11 - 10) ［2019 - 09 - 21］. http：//www. mhlw. go. jp/english/policy/care - welfare/care - welfare - elderly/dl/ltcisj_ j. pdf.

［78］ 陈许亚, 宋健. 日本护理保险制度对中国城市独生子女家庭养老的启示 ［J］. 南京人口管理干部学院学报, 2008 (4)：53 - 55.

［79］ 王伟. 日本家庭养老模式的转变 ［J］. 日本学刊, 2004 (3)：98 - 109.

［80］ 彭莉莉. 日本养老福利制度及服务设施运营的启示 ［J］. 湖北社会科学, 2011 (8)：59 - 61.

［81］ 丁英顺. 日韩两国居家养老服务比较及启示 ［J］. 日本问题研究, 2013 (4)：60 - 66.

［82］ 李鹏军. 日本家庭养老及其对我国的启示 ［J］. 重庆教育学院学报, 2009 (3)：91 - 94.

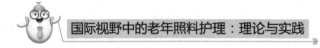
［83］Statistics Korea. 2018 Statistics on the Aged［R/OL］.（2018 – 09 – 27）［2020 – 04 – 11］. http：//kostat. go. kr/portal/eng/pressReleases/11/3/index. board？bmode = read&bSeq = &aSeq = 384059&pageNo = 1&rowNum = 10&navCount = 10&currPg = &searchInfo = &sTarget = title&sTxt = .

［84］Kim Y J，Han J W，So Y S，et al. Prevalence and trends of dementia in Korea：a systematic review and meta – analysis［J］. Journal of Korean medical science，2014，29（7）：903 – 912.

［85］詹军. 韩国老年人长期护理保险制度述要——兼谈对中国建立养老服务新体系的启示［J］. 北华大学学报（社会科学版），2016（2）：44 – 51.

［86］Statistics Korea. 2018 Statistics on the Aged［R/OL］.（2018 – 09 – 27）［2020 – 04 – 11］. http：//kostat. go. kr/portal/eng/pressReleases/11/3/index. board？bmode = read&bSeq = &aSeq = 384348&pageNo = 1&rowNum = 10&navCount = 10&currPg = &searchInfo = &sTarget = title&sTxt = .

［87］李光宰. 老年长期护理保险制度政策形成过程的日韩比较［M］. 韩国京畿：共同体出版社，2010.

［88］Sunwoo D. The present situation and problems of the long – term care insurance in South Korea：from comparative perspectives between South Korea and Japan［J］. Japanese Journal of Social Security Policy，2012，9（1）：49 – 60.

［89］Choi Y J. Long – term care of older persons in the Republic of Korea［J］. Bangkok：United Nations Economics and Social Commission for Asia and the Pacific，2015.

［90］Duk S. Public Long – Term Care Insurance Program for the Elderly（LTCI）Performance Evaluation and Policy Implications［R］. Policy Report 2017 – 02，2017.

［91］林宗浩．韩国老年人福利法的变迁及对我国的启示［J］．法学论坛，2012（5）：155-160.

［92］杨岚．韩国老年护理制度及其对我国的启示［J］．郑州轻工业学院学报（社会科学版），2011（3）：49-53.

［93］戴卫东．国外长期护理保险制度：分析、评价及启示［J］．人口与发展，2011（5）：80-86.

［94］Chung K. Evaluation, Policy Issues and Strategies Regarding Welfare Polices for Older Persons［R］. 2017.

［95］Rothwell R, Zegveld W. Reindustrialization and Technology［M］. London：Longman Group Limited，1985：83-104.

［96］孙鹃娟，吴海潮．我国老年人长期照护的供需特点及政策建议［J］．社会建设，2019（6）：3-14.

［97］国家医疗保障局．关于政协十三届全国委员会第二次会议第3254号（社会管理类〔252〕号）提案答复的函（医保函〔2019〕181号）［R/OL］.（2019-12-03）［2020-03-21］. http：//www. nhsa. gov. cn/art/2019/12/3/art_ 26_ 2113. html.

［98］黄如意，胡善菊．我国长期护理保险制度试行的典型比较与思考［J］．中国卫生事业管理，2019（8）：583-587.

［99］孙鹃娟，高秀文．人口老龄化背景下中国长护险试点的主要实践模式比较和思考［J］．中国医疗保险，2020（2）：11-15.

［100］李元，邓琪钰．基于模糊综合评价法的老年长期照护保险制度实施效果分析［J］．人口与经济，2019（6）：82-96.

［101］覃可可，唐钧．建立长期照护保障的制度框架——以成都市为例［J］．开发研究，2019（1）：27-34.

［102］吴玉韶．中国老龄产业发展报告［M］．北京：社会科学文献出版社，2014.

［103］中国公益研究院．中国养老服务人才培养状况［R］. 2017：5-7.

［104］付诚，韩佳均．医养结合养老服务业发展对策研究［J］．经济纵横，2018（1）：28－35．

［105］邓大松，李玉娇．医养结合养老模式：制度理性、供需困境与模式创新［J］．新疆师范大学学报（哲学社会科学版），2018（1）：107－114．

［106］全面推进医养结合，杭州市实现医疗机构和养老机构深度融合［R/OL］．（2018－02－07）［2019－06－23］．http：//www. sohu. com/a/221428025＿374902．

［107］养老院内设医疗机构 符合条件的可纳入医保［R/OL］．（2016－08－03）［2019－06－23］．http：//www. sc. gov. cn/10462/12771/2016/8/13/10391952. shtml．

［108］杜鹏，王雪辉．"医养结合"与健康养老服务体系建设［J］．兰州学刊，2016（11）：170－176．

后　　记

　　尽管我们一直在倡导老年人的活力与独立性，但很多老年人依然难以避免地会随着年事日增而需要得到不同程度的照料护理。如何使老年人在健康水平下降甚至失能、失智后获得有保障的、适宜的而又能维持其尊严的照料护理长期以来是一个国际性的难题，恐怕也是人们真正对于衰老以及人口老龄化"谈虎色变"的根本原因。

　　在我的教学与研究过程中，老年人健康和照护问题一直是基础而核心的内容。怎样更客观准确地衡量老年人的健康状况、如何看待影响老年人健康的种种因素、什么样的照护政策和模式是更适合老年人的、家庭在照料老年人过程中到底应该扮演何种角色……这一系列的问题始终是贯穿老年学教学研究的一条重要主线。而我在大量点滴的、不同角度的研究中也逐渐对相关领域有了日渐清晰的认识。2015年世界卫生组织发布的《关于老龄化与健康的全球报告》中提出的"新健康老龄化"概念及理论触动了我关于老年人健康和照护的进一步思考，特别是其中关于内在能力、功能能力与环境三者间关系的观点更是极具启发价值。于是我在2016年之后的几年间陆续与研究生一起开展了一些关于老年人照护、生活质量、身心健康、宜居环境、家庭照料者等方面的研究。

　　幸运的是，我国从2013年以来对养老问题、照料服务体系建设问题的重视日益上升，如今已达到前所未有的高度。各项政策措施层出不穷，养老服务体系建设、长期照护保险试点也在很多地区快速开展起来。通过我们对北京、上海、青岛、长春等地进行的调研访谈，所获得的各类资料以及感性认识使我深感我国的老年照护服务体系建设任重而

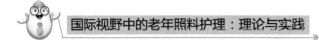

国际视野中的老年照料护理：理论与实践

道远，老年人及其家庭面临的照护窘境亟须更有效的政策措施来积极应对。近些年来，我也有幸到日本、韩国、美国、英国等国家进行了学术交流，对这些国家的老年人照护服务有近距离的观察，特别是对近邻日本和韩国的照护服务体系印象更为深刻，感到学习借鉴他国经验对处于探索阶段的中国尤为必要。因而本书力图在探讨日本、韩国长期照护保险等制度的基础上进一步结合我国正在实施的长期照护保险试点、医养结合实践，面向现实和问题来看待老年人的照料护理。

本研究成果的出版得到了中国人民大学亚洲研究中心项目"人口转变与中日韩老年人家庭照护支持体系研究"（15YYB01）的资助。著作的出版得到了我的研究生何婷婷、李婷、魏莱、蒋炜康、吴海潮、高秀文、田佳音、杜鋆峰的大力协助，在此一并致谢！由衷感谢知识产权出版社蔡虹和荆成恭编辑认真严谨的工作，才使本书得以顺利出版。

孙鹃娟
2020 年 9 月